中医病案学

主　编　张笑平

副主编　徐国经

编　者　夏名霞　张玉才　沈　干　王新智
　　　　储全根　况执本　丁荣光　张　剑

中国中医药出版社

·北京·

图书在版编目（CIP）数据

中医病案学/张笑平主编.—北京：中国中医药出版社，1995.1（2021.9重印）

ISBN 978-7-80089-394-0

Ⅰ.中… Ⅱ.张… Ⅲ.中国医药学-病案-研究 Ⅳ.R241

中国版本图书馆 CIP 数据核字（2000）第 08593 号

中 国 中 医 药 出 版 社 出 版

北京经济技术开发区科创十三街 31 号院二区 8 号楼

邮政编码 100176

传真 010 64405721

廊坊市祥丰印刷有限公司印刷

各地新华书店经销

*

开本 787×1092 1/16 印张 9 字数 230 千字

1995 年 7 月第 1 版 2021 年 9 月第 6 次印刷

书 号 ISBN 978-7-80089-394-0

*

定价 28.00 元

网址 www.cptcm.com

费 序

　　中医之有病案，历史悠久，源远流长。早在《史记·扁鹊仓公列传》中，即载有西汉名医淳于意所诊治的案例 24 则，迨至明清以来，病案备受崇尚，案著与日俱增，并迅即发展为极其重要的一类中医文献。

　　近代经学大师章太炎曾指出："中医之成绩，医案最著。"近代名医恽铁樵也认为："我国汗牛充栋之医书，其真实价值不在议论，而在方药，议论多空谈，药效乃事实，故选刻医案乃现在切要之图。"中医案著之所以受到如此高度的评价，盖因它是临床实践之真实记录，诊治思路之客观展示，学术水平之综合反映，正反经验之自然储存。也正因为如此，历代医家无不为中医病案的丰富和完善作出了不懈的努力，并视病案之书写乃系训练和考核业医者辨证论治技能的必要手段，病案之整理与评析则是发掘和总结前贤学术经验的重要措施。实际上，中医病案不仅很早就被列作习医者必抄、必读、必写的一门必修课程，而且已于近代发展成为一门与中医基础、临床各科均有着广泛交叉的新学科，只是迄今尚乏相应的系统专著罢了。今由张笑平教授主编的《中医病案学》一书，恰好填补了这一空白，仅此即被赋予极其重要的学术地位。

　　粗览是书之内容，广征博引，资料翔实，安排得体，脉络清晰，详略恰当，重点突出，除了全面介绍中医病案的书写规范、管理措施、整理步骤之外，并突出强调了阅读、评析中医病案的方法、要点及注意事项，同时还选择了以变案、误案为主体的各类病证之案例阐微点要解析之，紧扣临床，立足实用，突出中医特色，体现时代精神，从而将理论与实践、继承与发展有机地融于一体，不失为中医与中西医结合临床医师以及中医院校高年级学生的一本重要参考书籍。相信是书之出版，必将为发展中医学术理论和提高中医临床诊疗水平发挥极其重要的作用，故乐而为之序。

费开扬

1994 年 4 月于北京

中国中医研究院

王　序

　　清代医家周澂之有言："宋后医书，唯案好看，不似注释古医书之多穿凿也，每家医案中，必各有一生最得力处，细心遍读，是能萃众家之所长矣。"余少时服其说，研读叶天士、吴鞠通、王孟英、王旭高、张聿青诸家之案，从中探索前人辨证立方之技巧，以拓展自身临床诊治之思路，获益良多。

　　然前人治案，虽记录临证过程，但也不无流弊，概而言之，约有数端：或研辞琢句，讲求词华，而阐述病证机理则不足；或则滥于搜罗，以多为贵，以博为能，终至如徐灵胎所谓之记账簿式者；或则侈言治验，讳言己过，大言炎炎，犹若病者一经其手，所治必愈，无病不瘥，使学者真赝难辨；或则首尾不全，始末难考，虽珍敝帚，终属残葩。种种流弊，不一而足。倘能如孙东宿所书治疟兼腰痛之案，前后七诊，病情之反复，病机之曲折，无不详载于案中，而医者全力以赴，颇费周折而终底获效的宝贵诊治经验，也就昭然于字里行间，这无疑最能给人以启发，可惜此类实事求是的佳案实不易觏，可见前人治案也多瑕瑜互见，尝有不能尽于人意者矣。

　　今由张笑平教授主编的《中医病案学》一书，悉将中医病案学的起源、形成与发展，中医病案的撰写、整理、编纂、阅读、评析、讲解乃至管理等，逐一加以归纳与阐发，全面而又系统，蔚然而成一门新的学科。余尤欣赏各类病案选讲一章的编写方法，非但每类选案别寓深意，着重遴选了诸多变案与误案，而且每案述评有的放矢，深中肯綮，或举成功之所以，或揭变通之奥妙，或穷失误之原委，无不因案而发之，其学验之丰，见解之灼，识力之精，又无不于此而窥见一斑！窃谓此书之问世，势必有助于指导初涉临床者学习和研究病案，即便临证有年者，得此一书，也必将从中广受启迪，这对于发展中医学术理论实具极其深远的意义，是故而为之序也。

王乐匋

1994 年 4 月初于合肥

前　言

　　著名的中医教育家张山雷曾指出："医书论证，但纪其常，而兼症之纷淆，病源之递嬗，则万不能条分缕析，反致杂乱无章，唯医案则互随见症为转移，活泼无方，具有万变无穷之妙，俨如病人在侧，謦咳亲闻，所以多读医案绝胜于随侍名师而相与晤对一堂，上下议论，何快如之。"近代名医余听鸿也认为："医书虽众，不出二义，经文、本草、经方为学术规矩之宗，经验、方案、笔记为灵悟变通之用，二者皆并传不朽。"可见学习和研究病案对中医工作者确具极其重要的作用，实是一门应当掌握的学问，更是一门必须研修的课程。

　　然而，在创办中医院校历近 40 年之久的今天，却一直未能正式开设《中医病案学》这门课程，也未能编写出相应的教材与专著，成为有待填补的一大空白。

　　1991 年年初，我院曾决定自编一套中医专科教材，经院教材建设委员会反复论证后认为《中医病案学》乃是亟待编写的一门教材，并确定由我主持该教材的编写工作，同时还对我所拟定的编写大纲进行了认真地审定，这便是本书的编写由来。

　　为了使本书在自成系统的基础上更具实用价值，除了逐一阐发本学科应涉问题之外，并不惜拿出几乎占全书一半的篇幅强化"中医病案的选讲"一章，旨在使书中所讲的读案、评案的要点和方法更趋具体化，以使读者从中获取更多的教益。

　　尽管我们曾一再强调书写中医病案务需遵从国家中医药管理局颁发的《中医病案书写规范》进行，但因此类病案的篇幅甚大，加上见诸文献的中医病案几乎多为传统式，从提高本书的容纳量计，所以书中所引病案也均为传统式，然切不可因此而引出不必要的误解，这是必须申明的一点。

　　在选用具体病案方面，为了活跃思路，力避失误，所以我们尽可能地选用了较多的变案与误案，即便选用常案，也尽可能以其一点上具有某种启迪性为第一要义。

　　至于常案与变案的区别，只是相对而言，并不存在绝对的区分标准。有关各案的述评，也只是勾其要害，点到为止，很多方面尚待读者进一步领悟和发挥。

　　本书除由各位编者分工撰写之外，并由徐国经副教授审改有关病案阅读，评析及选讲中的外感病证类案等书稿，最后由本人逐一修改、审定而成。

　　本书的编写曾得到我院院、系及教务处领导的重视和支持，并承蒙费开扬、王乐匋两位老前辈分别赐序，为此特一并致以由衷的感谢！

　　限于学术水平，难免存在诸多不足之处，尚请广大读者不吝指正，以便今后修订提高。

张笑平

1994 年 4 月于合肥

凡　例

一、本书所引资料，除国家中医药管理局编发的《中医病案书写规范》之外，余均为正式出版的书刊，并随文注明两级书名或刊物名称、年份、期数及起始页码，且于书末统一列出主要参考书籍索引。

二、本书所引病案，均为传统式古今中医病案，其中药物名称、炮制方法皆从原著，然标有旧制计量单位处，一律核算为法定单位。

三、本书在处理所引病案的病证命名、系统归属、前后排序等问题时，外感病证类案分别从《伤寒论讲义》《温病学》五版教材，内伤病证类案则从《实用中医内科学》。

四、本书在区分所引病案常、变两种类型时，是以诊治过程中的某一环节是否超越常规之法为大致标准，但只是相对而言，不可绝对化。

目　录

第一章　绪　　论

中医病案是中医运用学术理论展开临床思维并采取相应对策的书面反映，容量大，意义广，从而备受历代医家的高度重视，迨至明清时代，著作日丰，研究者日众，并于民国之际即已发展成为一门与中医各学科都有着交叉渗透的新的边缘学科，只不过至今尚乏一本与之相应的系统论著而已。

第一节　研　究　对　象

中医病案学是以中医病案如何书写与管理，以及中医病案著作如何编纂、阅读、评析、讲解等问题为其研究范畴的。因此，中医病案及中医病案著作则是它的研究对象。

一、中医病案

据国家中医药管理局医政司 1991 年编发的《中医病案书写规范·前言》曾谓"医案，又称诊籍、脉案、医案、病历、病史"，系于"1953 年卫生部召开医政会议，正式定名为病案"的，可见病案之名乃为兼顾中西医两方面情况所命之，并因此而成为中医之医案与西医之病历的统称，然本书仅讨论医案及医案著作，为遵从统一命名并有别于西医病历计，故特一律改称中医病案及中医病案著作。

1. 概念　中医病案是中医临床各科医生面对生活于特定时空环境中的具体患者所罹具体病证实施辨证论治过程的文字记录，其中主要记录着患者的生活习性、病情、诊断、治疗及预后等情况，从而成为保存、查核、考评乃至研究具体医生开展具体诊疗活动的档案资料。它也可由医生在诊余茶后通过回忆而写成医话性病案，但与医话又有着一定的区别，其区别就在于：前者是以相对特定的体例叙述某一病例的诊治过程及其心得体会，而后者的体例灵活，内容广泛，或为独到治验，或为临证体会，或为研究心得，或为文献考证新见等，纵属一鳞半爪，也多具独到之处，唯涉临床方面，每多举及病案或供作佐证，或引申发挥之。

2. 分类与特点　鉴于本书第二章"中医病案的书写"将详述各类中医病案特别是现代病历式病案的书写格式，故这里主要是介绍有关类型的概况及特点。

（1）传统式中医病案：此指晚清以前所创用的各式病案，一般都可分为案语与处方两大段落，其中案语段主要记述临床表现、病因病机、病证诊断、治则治法及/或拟用方名等，处方段落则主要记述治疗措施（或为药物名称、剂量、炮制与使用方法，或为推拿、针灸的部位或穴位名称、施术的手法、时间、次数等）及/或饮食宜忌、注意事项等。按其书写时间，又可分成以下两种类型：

①直录式中医病案。此指书写于诊疗现场的中医病案，无疑多属真实、可靠的第一手临床资料。因其书写格式相对简要而又灵活多变，所以在各中医医疗机构都在大力推行规范性现代病历式中医病案的今天，它却依然广为中医门诊及撰写需引病例作为佐证的临床报道、名医经验、学术论著时所用及，颇具一定的现实意义。然而，不

同的医生又可以不同的风格书写案语段落，这便引出了系统式与举要式两种不同的类型。所谓系统式中医病案，主要指其案语段落悉具前述必具项目，只不过在叙述顺序以及是否或如何附加议论方面颇存差异，以致书成之案的形态多端，或为顺叙式，或为逆叙式，或为夹叙夹议式，或为叙中插议式，其中夹叙夹议式恰可用于现代病历式中医住院病案中的"辨证分析"之项目。所谓举要式中医病案，主要指其案语段落唯举关键之处，以此代彼，要言不烦，简洁明快，或举脉代症，或举方代法，或言证略因，或言因略治等，大有胸中成竹、一矢中的之感，多般出自见地老到、经验宏富的前贤之手，然因遗记情况较多，以致在不同的程度上削弱了作为档案资料的价值，也为后学者从中吸取独到的临证经验带来了一定的困难，故不宜效法之。

②回忆式中医病案。此指书写于诊疗之后较长时间的中医病案，都涉一些有代表性的并具一定体会的病例，经提炼与加工所成，或立足于展现临证思路，或侧重于阐发诊治专长，无不属于正反两方面的经验，文字生动流畅，多具启迪性，颇受后学者的喜爱和好评。虽然它与实际诊疗未必尽符，甚或缺乏作为档案资料的应有意义，但却仍系当前总结和抢救名老中医学术经验的一种重要手段和具体形式。

通过以上论述，已基本上揭示了各类型中医病案的特点，若与现代西医病历比较之，则可将所有传统式中医病案的特点归纳为如下两点：一具表达方式活泼多变，不拘泥于某种固定格式，唯求措词准确，逻辑推理严密，这就使之大增文学色彩和哲学内涵，以至一则佳案每能使人读之入胜，爱不释手，细细咀嚼，犹存韵味；二是记述病情详略不一，不求面面俱到，但求环环相扣，脉络清晰，要在勾勒理法方药之相贯，展现临证思路之始末，并由此反映和体现相应医家的诊治经验、用药特点及学术专长。然而，这又常常使之或多或少的带有相应医家的学术倾向，特别是所记述的病情内容每多经过该医家筛选过的颇具一定辨证价值的阳性脉症，很少涉及内涵某种鉴别诊断意义的阴性表现，甚或具有一定的随意性，难免有失全面、完整乃至准确、可靠，所以早在民国初期，即由何炳元、张锡纯等医家借鉴西医病历的写法，以弥补上述不足而率先创用病历式中医病案。

（2）现代式中医病案：此指通用于当前各中医医疗机构的病历式中医病案。它虽由何炳元、张锡纯等所创用，但近30余年来，随着大批中医院的相继建立，又就此涌现出了多种多样的书写格式，迫于中医病案建设和管理的需要，国家中医医疗主管部门曾于近10余年来多次邀请有关专家进行专题研讨、论证和修订。迄今已据患者就诊科别、方式、次数等情况而分别制定出了门诊、急诊、住院及其所包含的20余种具体类型，并在各级中医医疗机构大力组织实施。总的来看，则不外乎具有分类实用的序、分项详尽系统、层次分明、主次有别、内容完整、要求明确的特点，既突出了中医特色，又体现了时代精神，更赋予了档案作用，从而有利于实行规范化管理，并藉以不断提高中医诊治水平。然而，它也并非完美无缺，如门诊病案中的初诊记录似嫌分项过繁，住院病案中的住院病历、住院记录及首次病程记录又嫌内容过于重叠，恐为门诊量大及病床周转高的医生难以及时完成，这无疑尚需通过不断的实践使之完臻。

二、中医病案著作

仅据1959年所编《全国中医图书联合目录》记载，中医病案著作即达288种之多，若再计入近 30 余年来各地先后出版的该类著作，其数量势必更为可观，使之在中医文献中占据着较大的比例和重要的地位，如何充分地发挥其应有的作用，这也是本学科的一大研究课题。

1. 概念 中医病案著作系指专就已积累或收集的大量个例之中医病案，按其内涵关系加以分类编纂或对其内蕴学术经验进行系统总结并付梓刊行之书。它包括有关论著中的中医病案专卷，但不包括间或涉及中医病案的论著。

2. 分类与主要著作简介 其分类虽较复杂，但若以其病案的来源及其所涉主题作为标准，即可分成如下类型。

（1）个人类：系指专就某医家及其某方面的中医病案所辑之书，其中又可进一步分成如下五种类型。

①综合类：乃指专就某医家兼涉数科别的中医病案所辑之书，属于此类型著作的数量实居中医病案著作之冠，现且择要推荐是类著作如下。

《寓意草》：为清·喻昌（生卒于 1585～1664 年）著，成书于 1643 年。是书前载有"先议病后用药"及"与门人定议病式"两篇医论，后收有以内科杂病为主的 90 余则疑难病案，每案皆属回忆式，其特点为述证甚为详尽，析因出治无不明晰，遣药多从古方化裁，尤其还借助设问的形式，以回答案中所涉关键之处与疑难之点，其中不乏诸多独到之见解，对后学者足资开悟、解惑焉。

《印机草》：为清·马元仪（生卒年代欠详）著，成书于 1713 年。本书之案广涉伤寒、杂病及妇科等方面，行文简洁明快，与《寓意草》并创详、略不同的两种书案风格，仅在这一点上即对后世医家产生了很大影响，更何况辨证用方均较精当，特别因其师从李中梓而善用温补脾肾之法，从而使是书备受后世医家之青睐。

《临证指南医案》：为清·叶桂（生卒于 1666～1745 年）著，华岫云等整理，刊行于 1766 年。全书为 10 卷，前 8 卷为内科，后 2 卷为妇、儿科。悉按病证区分为 89 门，门末均附有整理者所撰总评，旨在提示叶氏诊治相应病证之大要；书末则附有引用方剂，以利于后学者索检；每门中所收病案长短不一，诊次各异，不乏数诊连载者，辨证精当，善抓主症，立法制方机动灵活，擅用轻剂，一扫前人案著中倚温补、执经方之旧例，令人耳目一新，实为中医病案学发展史上的一大界碑。与之齐名的清代温病学家吴瑭所著《温病条辨》中的不少内容多取材于本书中的温病治验，近人所总结的叶氏论治杂病的经验及有关学说也多依据本书中的相应案例，其影响之深远由此可见一斑。近人黄凯钧《友渔斋医话》即称"近来习医者，案头无不置一叶氏医案"。

《吴门治验录》：为清·顾金寿（字小澜，号晓园，生卒年代欠详）著，成书于1822 年。全书为 4 卷，共辑录以内科杂病为主的病案 100 余则，编排不分门类，记载都从发病迄至病愈，辨证精巧，用药灵活，强调炮制，讲究煎、服方法，多用人所不常用之药而获奇效。案末无不借助于与门人讨论之方法，广征博引，以阐辨证之所以、述用药之妙端，故此备受后世医家之推崇，如陆以湉在《冷庐医话》中即将本书与《续名医类案》、《古今医案按》相提并论为："医案之书，魏玉横之博大，俞东扶之精深，顾晓园之灵巧，并堪垂范来世"。

《杏轩医案》：为清·程文囿（字观泉，号杏轩，生卒年代欠详）著，刊行于 1829年。本书分 3 卷，计辑历年所治疑难病例 192 案，不分门类，唯按接诊年月排列，案语无不简介病史，指点主症，详阐辨证，尤精于剖析真假寒热虚实之疑似证候的鉴别要领，治法多采各家之长，处方多宗古方化裁，每案皆涉转归，效果多般奇验，值得发掘总结之。

《洄溪医案》：为清·徐大椿（字灵胎，晚号洄溪老人，生卒于1693～1771年）著，刊行于1855年。本书计载其平生治验89则，案语析证或溯灵素，或及汉唐，颇为透彻，设治多宗汉唐之法而活用之，并间附经验之谈，唯方药简略，且乏剂量，但却不失重要学术价值，诚如王士雄为此书所作序文而称其为："方药不甚详，然其穿穴膏肓、神施鬼设之伎，足以重医鉴而活苍生"。

《王旭高医案》：为清·王泰林（字旭高，生卒于1798～1862年）撰，方耕霞整理，刊行于1898年。本书分为4卷26门，案涉外感、内伤及外、妇、儿科病证，唯以内科为主，且有不少为连续复诊者，每可显示病情之进退及药效之优劣，更可了解易方转法之机理，案语无不理、法、方、药相贯，用方并重古今，遣药严谨而又多变，每案后均附有按语，每门后则撰有小结，实为后学者易于领悟之读本，诚如方耕霞为是书作序时所指出："其心思之敏，见识之超，清华而不高深，灵变而有矩矱，视叶案易于学步，且复诊甚多，前后推究，考其得失，尤足以资助学者"。

《张聿青医案》：为清·张乃修（字聿青，生卒于1844～1905年）著，刊行于1918年。全书20卷，前17卷系载内、妇、五官等科病案，其中不少为复诊连载者，有助于读者揣摩和领悟以方变之应证变之缘由；况且颇多病例的案语特长，层层剖析，反复推敲，旨在详阐据证审因、立法遣方之所以然，无疑足资学者阅读与研习；加上案末间附有扼要、中肯的按评，富含启迪性，更有利于后学者了解和掌握文中之原委。

《药盦医案全集》：为民国·恽树珏（字铁樵，生卒于1879～1935年）著，成书于1925年。是书首分伤寒、温病、杂病等类，次按病证排序，以伤寒与儿科病案居多，尤详于记述危重病例的连诊经过，既举成功经验，又涉失败教训，其学术、胆略与品行莫不为侪辈所推崇，值得当今临床医师借鉴之。

《丁甘仁医案》：为民国·丁甘仁（名泽周，以字行世，生卒于1866～1926年）著，由门人辑于1927年。本书为8卷，前6卷为内科，后2卷分别为妇、外科，共分病证59门，计收病案400则，多数为危重病证，诊治灵巧，用药轻灵，治外感热病不拘伤寒、温病，唯据阴阳属性及寒热从化，择善设治，甚或以经方疗温病，并以时方授伤寒，而治内伤杂病又常常熔经方、时方于一炉，真可谓极尽诊疗之能事，当为读案者首选读本之一种。正如王仲奇为之书序所赞道："今读其所遗医案，信乎先生之学，真能明阴阳，酌其盈，剂其虚，补其偏，救其弊，而有功于后学也"。

《施今墨临床经验集》：为今人施今墨（字奖生，生卒于1881～1969年）著，祝谌予等整理，成书于1962年。本书以内、妇、儿科及其他疾病而分成4门，几乎多从西医病名分类，所收212则病案的记载比较完整，病情及诊治变化一目了然，每将中医辨证与西医辨病融于一体，常从数方化裁成一方，或用原方，或采其意，尤擅用对药，药味虽众多，但配伍极具法度，其疗效已为不少的临床医师所重复，颇具现实意义，值得一读。

《蒲辅周医案》：为今人蒲辅周（生卒于1888～1975年）著，高辉远整理，刊行于1972年。本书分内、妇、儿科及其他疾病4部分，以中医病证立题，间或以括号加标西医病名，所收病案皆系门诊或会诊所书，几乎均载有实验室检查结果，辨病诊断及治疗效果皆有客观指标，精于辨证，治重胃气，组方严谨，药少量轻，宁可再剂，不予重剂，正如他自己所言"汗而毋伤，下而毋损，凉而毋凝，温而毋燥，补而毋滞，清而毋伐"，然道虽中庸，效却显著，不失一代名医风范，应认真研读之。

《章次公医案》：为今人章次公（名成之，以字行世，生卒于1903～1959年）著，朱良春等整理，刊行于1980年。本书计辑内、外、妇、儿四科723则病案，皆标以中医病证名，间附西医病名，案语朴实无华，诊断病证参合，组方用药不拘一格，广涉经方、时方、单方、验方、唯求实效为是，特别是整理者所加按语或解病机，或释方义，或指点前医不效之因，或据方测证而补其未述脉症，确具画龙点睛之妙。

②专科类：系指专就某医家所积某科中医病案辑成之书。各举代表著如下。

《马培之外科医案》：为清·马文植（字培之，生卒于1829～1899年）著，1924年收载于《三三医书》。本书收录有疔疮、瘰疬、流注等42种外科病证的案例，多为内外并治，外用药又多系自行研制，实为内外两科学术经验之总汇。

《赵炳南临床经验集》：为今人赵炳南（生卒于1899～1984年）著，北京市中医院编，刊行于1975年。本书计载赵氏所治皮肤科与外科病证之病案139例，案语所述病史、检查均较详细，案后则附有按语以揭示辨证用药之要点。

《叶天士女科医案》：为民国·陆士谔（生卒年代不详）编，刊行于1921年。本书专辑叶桂诊治妇科病的案例，按调经、胎产、带崩、血室四门及其所涵不同病证排列，从一个侧面反映了作为一代温病大家的叶氏在妇科方面的学术经验。

《儿科临证验案》：为今人杨以阶（生卒于1900～1979年）著，刊行于1980年。本书收录中医儿科病案93则，按中医病证编目，每案皆有复诊，间或标以西医病名，并于案后设有例解，旨在剖析病机、阐明治法、注释方义，并申述因病情进退而予更方易药之道理；另于每一病证之后逐附按语，以概括一般诊治规律及其个人的见解、体会与注意事项等，实为难得的专科性病案之佳著。

《陆瘦燕针灸论著医案选》：为今人陆瘦燕（名昌，以字行世，生卒于1909～1969年）著，吴绍德等整理，刊行于1984年。本书病案部分计辑32种病证52则案例，案语如同内科病案一样，述及脉、因、证、治诸环节，并长于经络切诊、以经归证及针刺手法，案末逐一加按，以阐理法方穴之要旨，并比较同病异证的治法之异同。

③专病类：系指专就某医家所治某病证之中医病案辑成之书。如《秦伯未先生膏方医案》，为今人秦伯未（名之济，号谦斋，以字行世，生卒于1901～1970年）著，董漱六整理，刊行于1985年。专辑秦氏冬令以膏剂所治16则虚劳病之病案，也可列为专剂类病案。所用药物多为甘温之属，并常伍以宣痰化湿、理气和胃之品，配伍严谨，药量小而平和，不图急功近利，但求逐渐取效，水到渠成。

④专方类：系指专就某医家运用某类方剂所积中医病案辑成之书。如《经方实验录》：为民国·曹颖甫（字尹孚，生卒于1868～1937年）著，姜佐景辑，书分3卷，计载曹氏病案76则、门人病案16则，系按病证分类，案语详略不一，治疗或迳予经方，或酌情加减之，案后均附按语，引经据典，阐述发挥，力图证明曹氏所施辨证论治之准确与恰当；最后则由曹氏逐一复加评语，旨在就案中的辨证与选方进一步点明要领，并据证就方述其变通之法，甚或可参合西医辨病而投之。由此足证该书为其师

生共同研讨切磋之结果，既涵诸多真知灼见，也难免有其一定偏颇之处，学者当认真地加以分析，以取其长而弃其短。

⑤专注类：系指专就某中医病案著作进行注释所成之书，现举其代表著如下。

《洄溪医案唐人法》：为民国·黄恩荣（生卒年代不详）编著，刊行于 1931 年。是书乃针对《洄溪医案》制方用药"或引其绪而未组其纲，或隐其方而未详其制"，致使"初学者读之不无疑误"，为畅其意，遂据《千金方》及《临证指南医案》中的有关徐氏批语，遵循以证测方之法，分别为之补出治法或方药，实为研读相应案著的重要参考之书。

《叶案疏证》：为民国·李林馥（生卒年代欠考）编著，刊行于 1937 年。本书系因《叶氏医案存真》所载病案不分门类，案语较简，为此特就案中所用治法加标为题录，并逐一予以条分缕析，着重阐其辨证、设治、用药之理，以利于研读相应案著。

（2）合编类：系指专就众多医家的多方面或某方面的中医病案加以编纂所成之书，又可分成如下六种类型。

①综合类。系指专就众多医家多方面的中医病案编纂所成之书，现再择要推荐是类案著如下。

《名医类案》：为明·江瓘（生卒于 1503～1565 年）、江应宿（生卒年代欠详）编纂，成书于 1552 年。本书为 12 卷，通过广泛搜集自《史记》迄明代嘉靖年间散载于医学及经、史、子、集各类书籍中的历代病案近 3000 则，遍涉内、外、妇、儿、五官、传染诸科病证，按病证计分为 205 门，每门则按案出年代排列之，每案记载均较详细，其中辨证立法与选方遣药尚为妥帖，间或附以按评，以便"宣明往范，昭示来学，既不诡于圣经，复易通乎时俗，指迷广见"之，从而"引而伸之，溯流穷源，推常达变，将不可胜用矣"（江应宿自序），实开医学研究的一大门径，为中医临床医师的重要参考书籍，备受后世医家的重视。《四库全书提要》曾誉此书的案例"可为法式者，固十之八九，亦医家之法律矣"。

《续名医类案》：为清·魏之琇（字玉横，生卒于 1722～1772 年）编纂，成书于 1770 年。本书为补《名医类案》之阙漏而撰，重点补入自明代嘉靖至清代嘉庆年间诸名医的病案，其中收录温病案例较多，总案例数约达 5000 则，主要采用以科赅证、以证类案的编辑方法，分为 36 卷 345 门，每证多列数家之案，以示变化多端；每案多为叙、议并举，云及转归，且后附魏氏按评，或引申发挥，或辨驳订正之，系属选案宏富而又启人深思之著。

《全国名医验案类编》：为民国·何廉臣（名炳元，以字行世，生卒于 1861～1929 年）编，刊行于 1927 年。本书为两集 12 卷，所有病案皆由何氏登报征集并经精心筛选而得，一律按其设计的分项明确的病历式体例书写，并经不同层次分类，一病之中又分成本证、兼证、类证、变证等，一案之中则分病者、病名、证候、诊断、疗法、处方、效果等，层次分明，秩序井然，内容完整，转归清楚，更何况每案之后无不由其统一加按，述其要点，揭其奥妙，自成体系，足资参考。

《现代名医类案选》：为今人余瀛鳌、高益民合编，刊行于 1983 年。本书是据载于 1950～1980 年中医期刊上的病案筛选出 135 家 436 则加以校订、删节、分类所成，按临床科别、中医病证并参西医病种编目，案语长短不一，注重理法则一，各病证之后均增撰按评，以分析同类各案病因病机及组方遣药之特点，从同病异治的角度反映各家经验之所在，以利学者从繁执要。

《历代无名医家验案》：为今人何时希编，刊行于1983年。本书系从400余种历代医药、文史、笔记之类书籍中摘抄600余则无名医家的病案编纂而成。出案者均为名不见经传的走方郎中、云游僧侣、过路客家、野老乳媪乃至乞丐等，病证分隶临床各科，案语参错悬殊，处方多用田头草药或食品中药，除据情酌补案语之外，并侧重于探讨所用药物的性能及取效之机理，实为研究民间疗法的难得资料。

②专科类。系指专就众多医家所积某科病案辑成之著，且举代表著如下。

《外证医案汇编》：为清·余听鸿（字景和，生于1847～1907年），成书于1894年。本书分4卷，计收陈学山、薛雪、缪宜亭、叶桂、徐大椿及其本人的外科病案700余则，分列13部73门，立足于总结各病之因、各证之变，及其所用内外方治之理，犹如是书自序称其举旨在"化初学拘执之弊，开灵活敏捷之机于病证中"，使之活读各家案例。

《女科医案选粹》：为清·严鸿志（生卒年代欠考）编，成书于1920年。本书为4卷，按病证辑录古今名医的妇科病案，据情补案语、加按评。

《历代儿科医案集成》：为今人何世英主编，成书于1984年。本书专辑自两汉迄民国的历代儿科病案，类分为初生儿病、时行病、杂病、五官病五门，每门各分病种若干，纲举目张，易于查阅。

《现代针灸医案选》：为今人刘冠军编，刊行于1985年。是书计辑近30余年来公开发表的125家301则针灸病案，一律按病历格式改编，逐一另加按语，眉目清晰，有条不紊。

③专病类。系指专就众多医家的某病某证病案辑成之著。如《奇症汇》：为清·沈源（生卒年代失考）编，刊行于1786年。分成八卷，按门类分别辑录历代医家的奇证、怪证病案，并逐一析其理法方药，李簶曾于本书序文谓沈氏"搜罗奇证而以常理释之，阐天文，抒地理，引人事，旁及品类，名之以汇"。

④专方类。系指专就众多医家运用某类方剂所积病案辑成之著，兹述代表著如下：《伤寒论方医案选编》：为今人高德编，刊行于1981年。本书专辑1950年以来见诸文献而使用《伤寒论》104方的590则病案，以法类方，以方类案，一方分列若干病案，从而使原方的使用得以验证，适应指征有着不同的拓展，颇具学术价值，可供借鉴之。

《经方临证集要》：为今人张有俊编，刊行于1983年。是书专辑见诸1950年以来书刊中的经方病案，唯以方法为纲，病证为目，分列诸案，案语内容较完整，疗效较确切，多数内涵西医诊断，案后加按语，方证后附小结，力求案例用方与经文、方解融汇贯通之。

⑤专误类。系指专就众多医家误诊误治病案辑成之著，或专辑历代医案救误之案，或收录文献书刊他医失误之案，唯勇于总结自行致误者少见，就后者而言，迄今仅见有《中医失误百例分析》一书，此为今人张笑平主编，刊行于1991年，其中汇聚了参与编写的45位同道亲自经历的初治辄剧或久治罔效而调整治法后获取著效的105则病案。开卷即概述了失误的定义、原因及其分析方法，正文则按科别、病证分门别类，每案皆详述先误后正之过程，案末则引经据典穷失误之原委，举成功之所以，务以开悟思绪，引以鉴戒为己任，深受读者欢迎，自1991年付梓至今已重印三次。

⑥专注类。系指专就众多名医病案逐一注释而编纂之著，最具代表性的莫过于《古今医案按》及《古今医案按选》两书，前者为清·俞震（字东扶，生于1709～?年）编纂，成书于1778年。所选病案主要源于《名医类案》，间采其他医籍中立法奇特之案例，共涉60余家1060余案，计加按语530条，对各家病案或褒或贬，择善而从，并结合自己的体会析疑解惑，点其要害之处，陆以湉《冷庐医话》曾称是书选案严简，释注精透，可为医林圭臬；后者则为清·王士雄（字孟英，生于1808～1866年）选评，杨素园（生卒年代欠详）复评，成书于1853年，是从前者中选其佳案分类辑成，并逐一再加按评申其要旨，面窄意畅，更利于研读。

（3）合刊类：系指专就众多医家的中医病案按人分编之著，并可以再分成如下四种类型。

①朝代类。系指专就某一朝代众多医家的中医病案按人分编之著，其代表著厥推《清代名医医案精华》一书，此书为今人秦伯未（1900～1970年）编，成书于1928年。计辑自叶桂迄丁甘仁等20位清代名医2096则中医内科病案，也可隶属专科类病案合刊之著，每家病案又均为直录式，悉按病证分类，案语都颇精彩，理法方药丝丝入扣，然复诊者不多，难以评估药后效果，但仍不失为研究中医病案的重要参考之书。

②地区类。系指专就某一地区众多名医的中医病案按人分编之著。其代表著如《柳选四家医案》：为清·柳宝诒（1842～1901年）选评，书中选编了尤怡、曹存心、王泰林、张大曦四位清代苏南地区名医的中医病案，内以杂病为主，均按病证分类，每案几乎均述及理法方药，并由柳氏逐一加以简明、扼要而中肯的按语，深受读者喜爱，以致多次再版，后经邓养初、孙梓文眉批，许履和等整理，即成《增评柳选四家医案》。

③家族类。系指专就某一世医之家的数位名中医之病案按人分编之著。如《重古三何医案》：为清·陆锦燧（生卒年代不详）等选编，刊行于1918年，书中所选录的即为清代青浦县重固镇（今属上海市）何氏家族中何之长、何书田、何鸿舫三位名中医的病案，藉以窥见何氏医学的学术特点及其临床经验。

④流派类。系指专就同属某一中医学术流派的数位名医之病案按人分编之著。如《三家医案合刊》：为清·吴金寿（生卒年代欠详）校刊，成书于1831年。本书分两册，第二册又分为三卷，依序分别辑录叶桂、缪遵义、薛雪三位清初苏州府擅治温病之名医的病案及案语，其处方用药精炼灵巧，虽均未注明剂量，但仍可反映清代苏南医家书案与用药的基本风貌。

第二节 发展简史

中医之有病案，历史悠久，源远流长，并经历漫长的发展过程，才形成了一门独立的学科。为了有利于叙述和展示这一漫长的发展过程，现不妨以中医病案与相应著作的问世与丰富、书写项目与格式的提出与完备、研究方法的创立与深化、教学课程的开设与发展等四个方面的内容作为主要衡量标准，这样便可就此大致划分为如下五个时期。

一、萌芽时期

此时期当始于先秦而迄于两汉。诚如上节中有关中医病案的概念所述，它是具体医生凭借中医的学术理论和思维方法分析和处理具体病证的书面记录，亦即它是就具体临床病例灵活运用中医有关学术理论所得出的实际结果，而先后诞生于此时期的《内经》、《难经》、《神农本草经》、《伤寒杂病论》四部经典著作恰为中医学确立了基本学术理论体系，总结了中医诊治病证的主要方法、手段及措施，这无疑也为中医临证撰写病案提供了必备条件，故周代即明文规定医生临证必须记录实践经过特别是病死案例的原因，并藉此作为考核其医疗水平及决定其升迁的依据，正如《周礼·天官冢宰》所指出："民死则各书其所以而入于医师"，"岁终则稽其医事，以制其食，十全为上……，十失四为下"。也正因为如此，所以只要认真地查阅一下现存的此时期的文献资料，即可发现当时已撰有大量的个例病案，如《左传·昭公元年》即载有两案，一则为公孙侨专论晋平公因"同姓相婚，其生不殖"一病之案，另一则乃为和缓论治晋侯所患病证之案；《吕氏春秋》的《至忠》与《爱士》两篇又各载一案，前者所记述的是文挚用激怒方法治愈齐珉王头痛顽疾之案，后者所介绍的则是赵简予以白骡的新鲜肝脏治好一臣之病的经验；《荀子·解蔽》与《列子·汤问》也各载一案，前书所述为渭蜀梁夜间行路被自己的身影吓死的过程，后书所记则为扁鹊对鲁扈公赵齐婴以毒酒麻醉方法施剖胸换心术的简况；《史记·扁鹊仓公列传》更载有 24 案，每案几乎均述及患者的姓氏、居里、脉症、病名、治疗经过及转归，或愈或误，无不从实记载。相比之下，《史记》所载案例的内容相对地接近于前述中医病案的概念，所以近人谢利恒《中国医学源流论》认为中医病案之作实始于《史记》，此说虽有偏颇之处，但也确有其一定的道理。概括地说，包括《史记》所载案例在内的此时期的中医病案都是比较简单而又原始的，无不与医事、医话混为一体，而且又都散见于经、史、文、哲之类著作之中。然万事都难在开端，决不能低估其意义，清·刘权之在为《杏轩医案》所作序文中就曾别具见地的指出："医案之作，谓与《灵枢》、《素问》并传，可也！"

二、酝酿时期

此时期应始于晋唐而至于宋元。从现存自西晋历隋唐而迄五代十国的医学著作来看，尽管从基础到临床都取得了很大的成就，但总其发展却不外乎阐发经义、分化学科、搜辑有效方药三大方面，以致书撰中医病案悉宗汉规，仍间或载于经、史、文、哲之类书籍之中，乏实质性进展。迨至北宋，基于尚文轻武之国策，医学教育事业也获得了迅速发展，兼司医学教育职能的太医局为加强医学生的实践能力的训练与培养，即明文规定他们临证必须认真记录诊治经过及结果，并作为考核学业成绩的重要内容之一，从而使中医病案旋即受到各有关方面的普遍重视，由当时著名医学家钱乙所著并于 1119 年刊行的三卷本《小儿药证直诀》一书，即首次专辟中卷辑录所治儿科有关病证之验案 23 则，实开以论附案著书立说之先河，而该书的中卷本也同时成为中医学发展史上病案方面的首部专著。就书中以论附案而言，由南宋·许叔微所著《伤寒九十论》、《普济本事方》即步钱氏之后尘而分别随文附载有大量验案，遂创以方类案甚或以案引论之肇端；金·张从正《儒门事亲》，元·朱震亨《局方发挥》、《格致余论》等又均仿钱氏而边论边案，广援病案作其立论之佐证，起到了前后呼应，相得益彰之效果；元·滑寿《十四经发挥》还别出心裁地在其序文中辑录验案 10 余则，更使以论附案的方式趋于多样化。从书中专辑案著来看，金元时期的王好古《阴证略例》、罗天益《卫生宝鉴》等也皆仿钱氏而各辟"医验"、"治验"之专篇，收辑数量不等的典型病案，实为明清时期不断涌现出大量中医病案著作起到了鸣锣开道之作用。总其上述，不难看出此时期的中医病案已开始与医事、医话分家，记载内容也趋详细，并见有专著之端倪，但仍以附录于医论类著作中的形式为基本倾向。

三、初创时期

此时期乃为明代。除袭宋元之遗风而著有诸如《景岳全书》、《医案必读》、《本草纲目》、《慎柔遗书》、《慎斋五书》、《医学正传》、《针灸大成》、《外科正宗》、《温疫论》、《轩岐救正论》等辑录病案的大量各类医籍之外，并出现了如下三大新的变化：一是已就中医病案的书写问题提出了基本要求，如韩懋《韩氏医通》曾谓病案应做到"望、闻、问、切、论、治六法必书"，吴昆《脉语》则承韩氏之说而进一步倡导书写病案当包括七大部分及其 35 个项目的内容，并强调应在"引经旨以定病名"的基础上据病分证而论治，这就为后世医家书写病案提供了一个可资遵循的大纲，同时也加速了病案与医事、医话分道扬镳的步伐，其或直接引出了黄承昊《折肱漫录》这一首部医话专著的问世；二是相继撰著并刊行了诸多中医病案著作，据 1959 年所编《全国中医图书联合目录》记载，现存此时期的该类著作即达 30 余种之多，如《石山医案》、《易氏医案》、《陆氏三世医家》、《医学究源集》、《孙文垣医案》、《奇效医述》、《程元仲医案》、《冲壑老人医案》、《芷园臆草存案》、《两部医案》等，便是这方面的例证，三是还创造性地编纂出了历代《名医类案》之巨著，因是书已述于上节中，故此不再重复。由此可见，此时期的病案非但在书写方面有了基本要求，乃至相对固定的大致格式，使之与医事、医话得以明确分家，并拥有了相应的专著，标志着中医病案已成为医学文献中的一种特定的文体，从而为形成具有特定研究范畴及研究方法的独立学科迈出了极其重要的一步。

四、形成时期

此时期实始于清初而迄止于民国。之所以谓此时期为形成时期，其依据主要有以下四个方面。

1. 中医病案的书写格式基本完备且风格各异　综观此时期的中医病案书写格式，可谓丰富多彩，各领风骚。

（1）书写格式：清代医家所撰中医病案在格式上实集传统式之大成，其中《柳选四家医案》便是实录式中医病案的代表著，并悉具系统式、举要式乃至顺叙式、逆叙式、夹叙夹议式、叙中插议式等各种类型；《洄溪医案》多属回忆式中医病案，也不乏展现临证思路与阐发诊治体会两种类型。如前所述，迨至民国初期，又由何炳元、张锡纯等医家创用现代病历式中医病案的书写格式，《全国名医验案类编》便是这一格式之总汇。

（2）书写风格：仍如前述，在传统式中医病案书写方面，喻昌《寓意草》即于开卷首篇《与门人定议病式》中详论书写中医病案必具项目之外，并强调行文"务令纤毫不爽，起众信从为医门矜式，不必潢文可也"，而书中所辑案例的述病辨证无不脉、因、证、治、理、法、方、药齐备，环环紧扣，丝丝入微，成为书案务求详尽的代表人物；与之相对者为马元仪《印机草》，所辑案例始终立足于执简删繁，突出重点，简洁明快，形成另一种书案风格。后世医家书案或仿喻或宗马，并各有发挥之，以致各具风采，竞相辉映。

2. 中医病案著作的数量丰富且类型悉备 仍据 1959 年所编《全国中医图书联合目录》统计显示，现存此时期的该类著作则逾 200 余种之多，其类型广涉个人类、合编类、合刊类及其所包含的各种类型，具体情况可参见上节中有关"中医病案著作"的"分类与主要著作简介"一项的内容。

3. 中医病案及相应著作的研究方法多样化 除由诸多门人对其所从宗师名医的遗案加以分门别类的整理、加工、评按、编纂而成各种相应著作之外，并有魏之琇、俞震等承江瓘父子的研究方法而先后编纂出了《续名医类案》与《古今医案按》两部名著，尤以后者在研究方法与水平方面具有独到之处。此外，还有一些医家专门研究叶桂、徐大椿、王士雄等前贤的一家案著而分别著成别具一格的疏证、注释类案著。

4. 中医病案的教材编写与课程开设 中医病案早就成为中医传统的师带徒必讲内容之一，但迄晚清之前，缺乏相应教材，也未正式开设相应课程，唯至民国初期，施今墨在创办华北国医学院时才编写出了《医案讲义》，张寿颐在受聘执教于浙江黄墙中医学校时也正式开设了医案课程。

五、发展时期

此时期乃指 1949 年建立中华人民共和国以来。究及此时期中医病案的发展，除不断地大量重印和新出有关中医病案著作之外，并可归纳为如下三个主要方面：一是中医病案书写的规范化，其简况已述于上节中，故此不赘；二是中医病案课程的普遍开设，那就是在各中医院校早就普遍开设了内涵中医病案内容的《中医各家学说》之必修课，近年来某些中医院校又相继开设了《医案选讲》之讲座乃至《中医病案学》之选修课，本书也正是考虑到兼作中医专业专科教材而编写的；三是中医病案研究的不断深入，除对古今名医病案广泛地加以整理、发掘、归纳、分析而编撰刊行大量相应论文和著作之外，并对清宫所遗 3 万～4 万件病案资料进行全面、系统的整理、编辑而先后出版了《清宫医案研究》、《慈禧光绪医案选议》等专著，特别是有关单位通过对某些著名中医诊治某科乃至某病所积累的大量中医病案进行反复研究之后，还引进电子计算机技术，建立各种相应的专家诊疗系统，甚或藉此而使某些古代名医"复活"面世应诊……。

总的来说，本学科的发展远远落后于中医基本理论的发展，这主要是因为有关中医病案的整理研究工作在一个很长的时期内未能得到应有的重视，否则何以自西汉·淳于意（约公元前 205～? 年）之后而迄北宋·钱乙（约 1032～1113 年）之前的长达12 个世纪之久的历史时期内竟乏中医病案方面的记载，几乎成为本学科发展史上的一大空白。实际上，历史的经验也早已证明，只要对中医病案的整理研究工作给予应有的重视，即可以促进本学科乃至整个中医基本理论体系的发展，如清代温病大家吴瑭之所以能为总结温病的发生发展及诊治规律，阐发一系列独到的见解并创制数首效果卓著的名方，乃是与其潜心研究和借鉴叶桂《临证指南医案》的有关治验不无密切关系。这就从两个不同的侧面揭示了整理和研究中医病案工作的重要意义之所在，并很自然地使之成为今后一个时期内整个中医学术研究中的一个亟待加强的薄弱环节。

第三节　学习方法和意义

学习方法主要取决于学习的内容，学习意义则是学习目的与学习效果的综合反映，现特就此两者分述之。

一、学习方法

鉴于本书后有关章节还将逐一论及中医病案的阅读、评析、讲解方法，所以这里仅就本学科所涉中医病案与中医病案著作两大研究对象，概括性地述其学习者必须具备的条件，应采取的步骤，需掌握的要领等。

1. 运用中医基本理论析其临证思路之脉络　中医病案无不是针对具体病例运用中医基本理论展开临床思维的结果，而且无不借助于逻辑推理紧扣四诊所得而引出理、法方、药，这就要求学习者必须初步掌握内寓逻辑推理之法的中医基本理论，否则便茫然无绪；反之，即可使学习者不断地提高理论水平。

2. 根据临床效果穷其诊治正误之原委　对于载有复诊的中医病案，不论记叙是否详尽、精当，均当以其效果作为判断其诊治正误的标准，并应循此而析其原委，其中效著者均提示诊治系属正确而又恰当的，特别对于此类中的奇特、疑难之案例，则应借助其他方法进一步分析总结之；然而，效差者却又未必提示诊治系属错误的，其原因就在于药已中病也可能发生"瞑眩"或"反跳"现象而使病情呈现暂时性加剧之表现，只有排除这类情况之后，才可能断其为漏诊失治或误诊误治。

3. 按照变通治法索其不循常规之缘由　变乃是与常相对而言，既可大变，也可小变，衡量的标准则在于所用方药的基本性能与所见突出临床表现的一般属性之间的逆从关系及程度，其大变者莫如热因热用、寒因寒用、塞因塞用、通因通用等相从反治之法，小变者则难以一言而概括之，然不论不变与小变，其时都必然并存真假难分的相应临床表现，而且无不以突出见症为假象，因此凡在中医病案中用及变法者，学习时务需从扑朔迷离的见症中逮其病证之真谛，索其从舍之依据，阐其变治之缘由，这对于提高辨证水平和丰富临床经验实有着莫大的裨益。

4. 了解案著者学术观点勾其独到之经验　可以说每一位案著者都将因不同的师承关系、实践环境、诊治对象等而形成不同的学术观点，并可能通过本人或他人撰写有关论著反映之，因此在学习这些案著者的中医病案时，如能事先学习他的有关论著，了解他的学术观点，势必更易领悟并勾勒内寓于具体案例中的独到经验。如学习汪机的《石山医案》，若能先学习由其门人撰写而附录于该书中的《病因参芪论》一文，无疑有助于认识书中诸多案例治从温补而擅用参芪的独到经验，那就是该文中曾转引汪氏另一门人程廷彝就此所写如下一段文字："余幸受业于石山汪先生，见其所治之病多用参芪，盖以其病已尝遍试诸医，历尝诸药，非发散之过则降泄之多，非伤于刚燥则损于柔润，胃气之存也，几希矣！而先生最后至，不得不用参芪以救其胃气，实出于不得已也，非性偏也。其调元固体之几，节宣监佐之妙，又非庸辈可以测识，是以往之得收奇效全功而人获更生者，率多以此。或者乃谓其不问何病而专以参芪为剂，是不知先生也。"

5. 参考西医辨病识其用药之新意　在现代中医病案中，一般都将涉及西医辨病诊断以及有关实验室检查结果，以致治疗时常于辨证处方中参病而伍以某些药味，如对已被有关实验室检查分别确诊为胃及子宫下垂或急性病毒性肝炎及慢性活动性病毒性肝炎者的治疗，虽然据其脉症一般都按脾虚气陷或肝脾湿热之病机立法处方，但若参其辨病又可能常于辨证处方中分别再协以枳壳或五味子等品，因此在学习此类中医病案时，尚需参考辨病来弄清处方中所用与其治法不尽相吻乃至相悖的某些药味的意义之所在，也只有这样，才可能揭示前者之所以佐以破气药物枳壳，是因为它已被现代药理研究证明具有收缩内脏平滑肌的作用，主要藉其协助参芪而使已经下垂的胃及子宫的位置有所回升乃至复原；后者配用酸收药物五味子的目的，又主要借其已被现代药理研究证明具有降低转氨酶之功效，以配合茵苓而使升高的转氨酶指标迅速降至正常水平。由此便不难看出，上述组方用药实为病证合参诊治的结果，也是辨证论治与专病专证专方专药相结合的反映。

6. 借助综合比较手段揭其诊治某病某证之特点　实际上，上述五法主要用于个例中医病案的学习，然若学习对同一病证已集有多例治验的中医病案著作，则需在分析个案的基础上，并从纵横不同的角度对其多案加以反复比较和综合。其中对于出自同一医家的多案主要侧重于综合，对于出自不同医家的多案又主要立足于比较，以便为某一位或某几位医家诊治相同或不同类型的同一病证总结出要领和特点。至于具体方法，将述于后面的有关章节，故此不赘。

此外，学习本学科也应当如同学习其他学科一样地运用由浅到深、由易到难的循序渐进的通用方法，唯这里所说的"浅"、"易"与"深"、"难"，主要专就案中是否使用常法及案后是否加用按语、述评之类分析而言之，也即是者为浅为易，否者为深为难也。

二、学习意义

任何一则中医病案，无不为有关医家所书写，一旦编纂成书，又无不为众多医家所研习，它正是通过这两种途径而使之被赋予多层意义，归纳起来，则不外乎以下六个方面。

1. 训练和掌握辨证论治的技能　中医病案系就具体患者展开辨证论治的书面小结，就此进行反复书写和研习，无疑有助于我们加深对辨证论治过程中的每一个环节的认识和理解，并自觉地训练与之相应的操作和思维能力，学习和领略前贤在有关病案中处理某些问题所采取的各种灵活变通的方法和技巧，正如晚清名医余景和所指出的："医书虽众，不出二义，经文、本草、经方为学术规矩之宗，经验、方案、笔记为灵悟变通之用，二者皆并传不朽"（《外科医案汇编·序》）；近代名医张寿颐也认为："医书论证但纪其常，而兼证之纷涌，病源之递嬗，则万不能条分缕析，反致杂乱无章，唯医案则恒随见证为转移，活泼无方，具有万变无穷之妙，俨如病人在侧，謦咳亲闻，所以多读医案终胜于随侍名师而相与晤对一堂，上下议论，何快如之"（《医林荟萃·第五辑》）！

2. 考核和提高临床诊治的水平　中医病案无不广涉诊治的各个环节，既是以理论为指导的实践结果，又是以实践为基础的理论总结，始终将实践与理论紧密地联系在一起，因此从所书写病案的质量实可反映具体医生的临床诊治水平，从而以此作为技术考核的一项重要内容。实际上，如能反复研习先贤佳案，即可以从中不断地吸取各种诊治专长以及组方用药的独到经验，藉以提高自己的诊治水平，不少名医都公认这是成才的重要秘诀之一，如晚清周学海即强调"每家医案中，必各有一生最得力处，细心遍读，是能荟萃众家之所长矣"（《全国名医验案类编·绪论》）；当代名医姜春华教授更是深有感触地指出："我们学习每家医案，都能收到或多或少的养料，如王孟英的养阴疗法，薛立斋的平淡疗法，吴鞠通的用药剧重，在临床上各有用处"（《名老中医之路·第一辑》）。

3. 剖析和总结成功经验、用药特长乃至学术成就 不少颇具建树的历代医家一生忙于诊务，无暇著述，这就为研究他们的诊治经验以及学术成就带来了一定的困难，甚或因此而被埋没，可以说叶桂就是这一方面的代表人物，然他之所以未被埋没，反而名震古今，这除了其门人顾景文据其口述而笔录著成《温热论治》之外，并有其他门人据其遗存的大量病案而先后整理、编纂成《临证指南医案》、《叶氏医案存真》、《未刻本叶氏医案》等书，现代医家也正是根据叶氏的这些病案类著作，才为之相继总结出了有关诊治虚损、中风、脾胃病等宝贵的经验，以及所创立的诸如胃阴耗伤、阳化内风、久病入络、奇经辨证等一系列独特的学术见解，从而使之成为对温病和杂病的证治学说均有着重大贡献的伟大医学家，同时也充分地说明了中医病案乃为总结成功治验、用药特长及学术成就提供了真实可靠的第一手资料。

4. 处理和解决医疗纠纷及医疗事故 对于载有复诊的中医病案所涉初治辄剧、久治无效、突然恶化乃至死亡以及因手术等因素而造成的其他意外等情况，无不需要根据案中的有关记载索其原因，特别应析其有无失误以及因于失误的环节、性质、程度乃至责任，除了应认真地吸取教训，引以借鉴之外，还当据此妥善地调解医疗纠纷，严肃地处理医疗事故，所有这一切都是必须引起高度重视的。

5. 培养和熟悉科技写作的能力 中医病案虽然仅为一种记叙性文体，但却要求文字流畅，措词准确，层次分明，主次相宜，环环紧扣，析理有据，不仅自成体系，而且又为中医论著特别是临床总结中每多涉及的一个组成部分，这就要求我们决不能轻视之，相反地平时就应注意提高文学修养，练习表述方法，尤需借鉴名医佳案来丰富中医词汇，熟悉变化技巧，并通过反复书写的途径来锤炼文笔，从而为撰写中医论著打好扎实的基础。

6. 探索和研究某些尚乏定论的历史问题 考虑到中医病案是记载具体诊疗活动的原始档案，所以它又可能为探索和研究某些尚乏定论的历史问题特别是医史方面的问题提供一定的佐证，如在研究中医外科发展史时，就是根据《后汉书·华佗本传》、《晋书·魏泳之传》以及唐代《玉堂闲话》等书中的有关原始病案之记载，分别为发明麻沸散以及创用剖腹、兔唇修补、开颅手术断定大致年代的；又如在研究清代光绪皇帝的死因时，从现存清宫病案——《万岁爷用药底簿》的有关记载表明，光绪皇帝自幼体弱多病，罹患多种痼疾，迄至光绪 33 年，他已卧病不起，及至死前数天，还曾用过多种方药进行抢救，足见他是死于疾病的，从而反证既往曾出现过的慈禧太后加害致死之说不足以成立。

（张笑平　况执本　张　剑）

第二章 中医病案的书写

中医病案是书写者的临床诊治水平和书面表达能力的综合反映。这种书面的表达能力，除需具备一定的文学修养、中医临床实践经验、西医基本知识之外，并应掌握具体书写的项目、格式、方法和要求等，同时还当通过反复练习才能使之不断地得以提高，进而写出高质量的中医病案。也就是说，书案实系一个涉及面很广的问题，不可能在这里逐一展开讨论，现仅就其项目、格式、方法和要求四个方面阐发如下。

第一节 书案的要求

书写不同格式的中医病案，既有不同的具体要求，又有共同的基本要求，甚或可将某些共同要求升格为基本原则，所以有必要就这些共同要求首先加以强调。至于各种不同的具体要求，则附于有关方法中提及之。

一、基本原则

1. 突出中医特色 既为中医病案，无疑应在整体动态观的指导下，采用中医固有的名词术语，如实地叙述辨证论治的各个环节，使之环环相扣，贯通一气，即使脉症不吻，真假并见，也当从字里行间示其从舍之所以，展其思路之线索，否则便不能称之为中医病案。

2. 体现西医辨病精神 为了适应国际交流和广大群众日益普及的医药知识的需要，有利于促进中医现代化和中西医结合的发展，又必须扼要地记载所作体格检查、实验室检查和特殊检查而引出的具有诊断或鉴别诊断的有关结果以及具体的西医辨病诊断，这样一来，不仅可为辨证论治选择性地吸收和应用有关科研所取得的新成果、新经验、新技术、新方法创造条件，而且可为判断病情变化和治疗效果提供客观指标，甚至还可根据由此积累的大量中医病案，为诸多相应病证从中西医结合的角度总结出一整套发生发展及防治规律。这些内容固属重要，但与中医内容相比，又当退居次要地位，切不可喧宾夺主，本末倒置，以致所书病案不中不西，非驴非马，这又是必须注意之点。

二、基本要求

鉴于中医病案及其书写工作都具有极其重要的意义，为此国家中医药管理局在1991年5月编发的《中医病案书写规范》中即首列"中医病案书写通则"，除了已纳入上述基本原则的内容之外，现特结合实践，再将书案的基本要求归纳为如下八点。

1. 认真 应在认真运用四诊手段仔细搜集病史及其临床表现的基础上，并加以全面分析，客观描述，切忌故弄玄虚，夸大其词，特别是在书及药物的名称、剂量及加工炮制与使用方法时，更需一丝不苟，不得有误；在述及复诊时的病情变化时，则戒文过饰非，即使效果满意，也不宜使用"效如桴鼓"、"诸证霍然"等自誉之词。

2. 负责 凡涉药物剂量、可疑病史，以及引用经典之处，都应加以复核；凡需改正之处，除需使用修改符号之外，还应在其旁加签修改医师全名；案涉数页者，每面都应填写患者姓名、病案号和页码号；每则病案及现代式病案中的每次记录完成之后，都应在其结尾处的右下角正楷签署医师全名；上级医师应经常检查批阅病案，除发现问题当用红色墨笔纠正之外，还应在其结尾处的右下角用蓝黑墨笔正楷签署医师全名。

3. 及时 除门诊与急诊病案应当即刻完成之外，住院病案也均需按规定时间完成，其中住院病历、住院记录、手术记录、转入记录、抢救记录、死亡记录皆需在 24 小时内完成，交班记录、转出记录、出院记录需事前完成，首次病程记录、接班记录需及时完成，病案首页则需在患者出院后 48 小时完成，且不得以任何借口施延。

4. 准确 案涉内容都必须做到提法准确，措词恰当，表达无误，有关患者自诉就诊或入院之前的院外诊治情况，都应加引号区别之。

5. 整洁 有关症状的描述虽需详尽，但行文又需简练，整则病案还当字迹清楚，书写整洁，不得剪贴、挖补乃至涂改，其中住院病案中的住院病历若在同一页内修改三处以上者，则必须重新誊清。

6. 流畅 整则病案应语句通顺，读来顺口，重点突出，主次分明，条理清晰，井然有序。

7. 规范 除各种格式的病案以及住院病案中的各种组成部分均需使用统一命名之外，凡涉日期，均以阿拉伯数字标示；凡涉度量衡单位，又均以阿拉伯数字标示公制；凡涉药物名称，则一律使用学名；凡涉中医病证名称，除暂用全国高等中医院校统编教材中的相应名称之外，并可参考国家中医药管理局 1989 年 3 月下发的《中医内外妇儿科病证诊断疗效标准·第一辑》及《中医内科急症诊疗规范·第一辑》（试行）中的相应名称；凡涉西医疾病与手术名称，一律使用《国际疾病分类》（ICD-9）中的相应名称；凡涉护理内容，则暂用国家中医药管理局颁发的《全国中医医院分级管理标准》中的有关提法；凡书写住院病案中的住院病历、住院记录、首次病程记录、病程记录、死亡记录、转出记录、出院记录、术前讨论记录、术后病程记录之时，其标题均用红色墨笔书于单独一行的中央，其内容如同其他病案一样的使用蓝黑墨笔；凡涉简化字，只能使用国家文字改革委员会 1964 年颁布的第二批中的相应字体。

8. 系统 不论运用四诊或体格检查，都应有序进行，笔之于书则应脉、因、证、治齐备，尤应注意彼此间的衔接以及病情演变的连贯性，以使每则病案以及每次记载都自成系统。

第二节 书案的项目

不论何种格式的中医病案，无不由诸多项目所组成，并随临床实践的逐渐深入及其病案本身的不断完善而经历了一个由少到多、由简单到复杂的漫长的历史发展过程，其中为此作有重要贡献者，当推韩懋、吴昆、喻昌以及当代的诸多医家。诚如第一章所述，明·韩懋曾首倡书案当赅六法，即应书及望形色、闻声音、问情状、切脉理、论病原、治方术六个方面，并进一步共涉 32 个小项目。明·吴昆则宗韩氏之说而扩充之，具体为以下七大部分 35 个小项目：一为年、月、日、地、人；二为年之高下，形之肥瘦长短，色之黑白枯润，声之清浊长短；三为人之苦乐病由起始之日；四为初起病症及首、次、再服之药，少效与不效之药；五为时下病情昼夜孰甚，寒热孰多，喜恶之物及三部九候之脉；六为引经旨所定之病名及何证为本，何证为标，何证为急当先治，何证为缓当后治，何脏当补，何脏当泻；七为拟用何方，当加减何药，何药补何证，何药泻何脏，君、臣、佐、使之理，吐、下、汗、和之意，所治与所书者为何郡何医生，唯其内容主要详于病史回顾及治法、方药分析，却略于四诊所见，大有比例失当之嫌。清·喻昌又在吴氏所论的基础上，并补出诊治年份的干支主运，患者的七情、劳逸、饮食、二便状况，病证的阴阳表里与气血之病性、病位以及有无传变趋势，治疗所用法与方，效果之有无及获效的时间，不效的原因，预后之凶吉等，使之趋于全面，然未点明主次。民国·何炳元则执简删繁，将应书项目精减并固定排列为病者、病名、原因、证候、诊断、疗法、处方、效果八大部分，可谓眉目清楚，排列有序，纲举目张，因果昭然，虽嫌简略，但却不失为一种有益的尝试，并为制定现代式中医病案开创了先河。迨至建国以来，随着大批中医医院的相继建立，出于中医病案建设的需要，无不以何氏所倡病案为蓝本，通过不断地补充和修订，终于制定出了一整套由不同项目组成的具有不同用途的各种不同格式的中医病案，其中以住院病案所涉项目最为完备，其他病案都不过由这些项目加以删并变化而成。所以从有利于书写各种病案出发，无疑应熟悉和掌握在不同格式中有着不同组合的这些项目。现就包括各个组成部分在内的现代式中医院病案所涉项目归纳如下。

1. 一般项目　主要有患者的姓名、性别、年龄、婚况、职业、民族、出生地、国籍、身份证号码、单位、电话号码、家庭地址、邮政编码、病案号码、就诊或入院科别与时间、转科时间、病史采集时间、病史陈述者、可靠程度、发病节气、入院确诊时间、手术时间、出院时间、出院方式、书案与手术医师签全名等。

2. 病情项目　主要有问诊、望闻切诊、体格检查与专科检查、实验室检查、特殊检查、四诊摘要等，其中问诊内含主诉、现病史、既往史、个人史、婚育史、过敏史、家族史等；望闻切诊内含神色形态、声息气味、皮肤毛发、舌象、脉象、分部望闻切诊及排泄物望闻诊等。

3. 诊治项目　主要有辨证分析、诊断（含门诊、急诊及出入院诊断）、治则治法、方药（含方名、加减变化、药物名称与剂量、煎服方法）或针刺、推拿选穴与手法、辨证调护等。

4. 其他项目　主要指另行附页记载的一些项目，如体温表、长期医嘱、临时医嘱、麻醉单、手术同意书、化验单、其他检查报告单、特殊检查报告单、特护记录、病案首页、住院证等。

第三节　传统式中医病案的书写格式与方法

如前所述，传统式中医病案的应用重点已从临床逐步转向论著，这即意味着书写的机会明显减少而质量要求则大为提高，加上它的书写格式相对灵活，书写方法变化性大，以致初学者难以握其要领，故有必要逐类举例昭示之。

一、直录式中医病案的书写格式与方法

诸如《临证指南医案》《柳选四家医案》《清代名医医案精华》等书所辑病案均属

这一类型，不妨参考之。

1. 系统式中医病案的书写格式与方法　所谓系统式，乃指案语中脉、因、证、治俱全而已，然叙述又未必拘泥于这一顺序，且可能随机抒发议论，这就引出了以下四种格式。

（1）顺叙式中医病案的书写格式与方法：不言而喻，此类病案乃循脉、因、证、治的顺序而述之，兹举三案说明之。

〔案1〕　王妪，寒热呕恶，饮食不进，腹痛痢下，日夜五六十次，赤白相杂，里急后重，白苔腻布，脉象浮紧而数。感受时气之邪，袭于表分，湿热挟滞，互阻肠胃，噤口痢之重证，先宜解表导滞。荆芥穗4.5克，青防风3克，淡豆豉9克，薄荷叶2.4克，仙半夏6克，枳实炭4.5克，玉枢丹1.2克（开水，先吞服），苦桔梗3克，炒赤芍4.5克，六神曲9克，焦楂炭9克，生姜2片，陈红茶3克，藿苏梗各4.5克。（《丁甘仁医案·痢疾》）

〔案2〕　身热，手心热，少力，神倦，澼利，脉濡。此脾阳下陷，阴火上乘。甘温能除大热，正为此等证设也。补中益气汤加鳖甲。（《柳选四家医案·继志堂医案》）

〔案3〕　某，脉微细，肢厥，下痢无度。吴茱萸汤但能止痛，仍不进食，此阳败阴浊，腑气欲绝。用桃花汤。赤石脂、干姜、白粳米。（《临证指南医案·痢》）

不难看出，上述三案皆书之于诊治现场，且均采顺叙格式系统记录，仅就写法而言之，案1不失为此类型的范例，案2未涉舌象，案3实属复诊之列，除先举脉后述症并以治方替代治法之外，还巧妙地借病机分析回顾前诊的效果，进而阐明改方之理，这就展示了在书写方法上同样可以由常通变，不必完全拘泥于固定的格式。

（2）逆叙式中医病案的书写格式与方法：逆叙系与顺叙相对而言，并非脉、因、证、治逆反而述，主要是指其案语部分先定病证之名或首述病因病机而后再及于其他。

〔案4〕　蛔厥，心痛，痛则呕吐酸水，手足厥冷。宜辛苦酸治之。川连、桂枝、归身、延胡、乌梅、川椒、茯苓、川楝子、炮姜。（《柳选四家医案·静香楼医案》）

〔案5〕　风湿相搏，一身悉肿，咽痛发热，咳而脉浮。拟越婢法。麻黄、石膏、赤苓、甘草、杏仁、大腹皮、通草（《柳选四家医案·环溪草堂医案》）

以上两案虽要言不烦，颇为简明，但却不失系统性，且均采逆叙法而书之，其书写的要点就在于及时、准确地找出其人其时其病的症结乃至病证的类型，如此即可顺其思路而归述之，一般都为病情相对单纯，并由学验俱富的诊治者所书。

（3）插议式中医病案的书写格式与方法：此类病案是分别针对所述及的脉、因、证、治乃至其中的某个问题，或直接抒发己见，或引经典及先贤论述为佐证，并以顺叙或逆叙为基础，现不妨举案说明之。

〔案6〕　卫左，始由发热恶寒起见，继则表不热而里热，口干不欲饮，四肢逆冷，脉沉，苔腻，加之呕恶呃逆，大便不实，外邪由太阳而陷于太阴，不得泄越，阳气被遏，胃阳不宣也。脉沉非表，为邪陷于里之证；四肢逆冷，经所谓"阳气衰于下，则为寒厥"是也。伤寒内陷之重证，姑拟四逆汤加减，通达阳气，和胃降浊。淡干姜1.5克，丁香1.2克，川桂枝2.4克，六神曲9克，炙甘草1.5克，柿蒂3枚，熟附子4.5克，川朴2.4克，陈皮4.5克，仙半夏9克，熟谷芽9克，生姜3片。（《丁甘仁医案·伤寒》）

〔案7〕　王，脉弦迟，脐以上连胃脘胀痛，此有寒饮。《脉经》云："迟则为寒"；

仲景云："口不渴而脉双弦者，饮也"。香砂六君子汤去草加炮姜、神曲、干姜。

　　复诊：当脐腹痛，痛则气塞胸中，气暖不得语，脉弦大而迟。此胃中阳气不足而有寒饮也，当以温药通之。照前方去神曲，加香附、川熟附。（《王旭高医案·痰饮》）

　　〔案8〕　天时温燥，阳明受之，酿痰化火，上扰肺胃，加以肝阳浮越不潜，阳气皆并于上，夜无眠，歌哭声怒，袭成癫狂之候。经谓"重阳则狂"是也。治宜清心豁痰，平肝宣窍法。犀角盘、九孔石决明、真川连（同拌生打）、陈胆星、鲜橄榄明矾（同拌）、丹皮、鲜生地汁、抱木茯神、辰砂（拌透）、竹沥、鲜菖蒲（捣汁和冲）、生铁落（煎汤代水）、苍龙齿、川郁金。（《清代名医医案精华·凌晓五医案》）

　　〔案9〕　寒湿之气从外而入于内，遍体历节疼痛而又胸满呕痰。经云："从外之内者，治其外"；又云："胃为脏腑之长，束筋骨，利机关，皆胃气之流行"。然则外通经络，内和胃气，便是治法之纲领矣。川附、茯苓、南星、半夏、陈皮、木瓜。（《柳选四家医案·环溪草堂医案》）

　　以上四案均属插议之列，为昭示之，特加用"·"号以标明插议之处，若删之，并不影响文意，仍均自成体系，之所以加以插议，无非是为其辨治释疑窦，申要点，出典据，示凶险而已，其中案6重在为辨证释疑示险，案7则为辨证出典据而申要点，案8、案9又分别为其辨证、设治出典据。另前两案为顺叙式，后两案为逆叙式，总其书写方法无不如此，唯其引经据典必须恰到好处，一言中的，抒发己见则忌节外生枝，随意伸引。

　　（4）夹议式中医病案的书写格式与方法：此类病案边叙边议，叙议相兼，贯穿始终。

　　〔案10〕　戴，泄泻宜健脾，遗泄宜补肾，此一定之成法也。但细审病情，口疮足瘰，舌苔黄腻，脉象带数，胃口能纳不化，此必脾脏有蕴湿蒸郁，外及于胃，故久泄不止；内外相结，故遗泄时作。用药之法，当就脾脏清泄湿热，遽投补剂，转恐助邪。于术、小茅术、黄柏（酒炒）、砂仁（盐水炒）、茵陈、广陈皮、苡仁、生甘草、豆卷、枳实、炙鸡金、荷叶。另：刘松石猪肚丸。（《柳宝诒医案·泄泻》）

　　〔案11〕　经以"三阳三阴发病，为瘰为偏枯"。三阴之病偏于左，三阳之病偏于右。操劳过度，心肾营阴皆亏，水不涵木，肝阳内风上扰，陡然眩晕，口㖞舌蹇，右肢弛纵，不能自持。今已年余，右肢渐能运动，口舌已正，惟不能作劳用心。右少腹近胯气滞不舒，此处为厥阴部位，木郁不达，气滞于经；肺属金，主气，管摄一身，肺虚于上，不能周行，营卫循环失度；肺与大肠相表里，大肠为庚金，肺为辛金，金水不能相生，致脏阴亏虚，故大便结而不畅。脉象沉细而濡，细为阴虚，濡为阳弱，气阴两伤，虚中夹痰，刚剂难投，当清养肺气，兼培心肾，以舒脉络。生地、当归、白芍、洋参、续断、络石藤、橘皮络、黑料豆、夜交藤、桑寄生、黑芝麻。（《清代名医医案精华·马培之医案》）

　　〔案12〕　张康甫妇，新产患虚证，治之者后以攻表出之，犯虚虚之禁。今见舌胀大而色淡，虚证一；脉洪无力，不耐重取，虚证二；大便不通，无气推下，虚证三；口噤，是牙关硬，不能大开，非咬牙之比，其虚证四；遍体麻扎，血失濡润之权，无气以响之，其虚证五。头痛亦是虚阳上冲。全是虚证，而反以攻表之剂投之，宜乎其愈医愈剧也。不得已，姑救之。桂枝4.5克，白芍12克，炙甘草4.5克，归身9克，生姜6克，红枣8枚，化龙骨9克，饴糖6克，真阿胶6克（《近代中医流派经验选集以上三案皆夹叙夹议之典型，或先叙后议，或先议后叙，细读之，又不乏一定的差异，案10始终交替使用此两法；案11虽也交替用及此两法，但却有整段为议或整段在叙；案12则以先叙后议一贯之。

2. 举要式中医病案的书写格式与方法 即仅择诊治过程中某些乃至于某一关键之处而书之，甚或简略至无以复加的程度，不可仿效，只因它曾偶见于某些案著中，故又不得不介绍之。

〔案13〕 钱，18岁，阴虚内热，肠红不止。炒黑樗根皮30克，炒生地9克，炒银花4.5克，炒黑地榆6克，归身4.5克，生白芍4.5克，炒丹皮3克，茯苓4.5克。（《临证指南医案·便血》）

〔案14〕 阳浮饮逆，咳嗽呕恶。真武汤。（《未刻本叶氏医案》）

〔案15〕 任师母，气虚血脱。理中汤加淡附子3克。（《近代中医流派经验选集·先师范文虎先生临床经验简介》）

以上三案都十分简要，仅不过一二句而已，其要点就在于能从临床所见脉症中抓住突出表现和基本病机。

二、回忆式中医病案的书写格式与方法

诸如《洄溪医案》、《孟河费氏医案》、《冉雪峰医案》等书所载病案，均属此类型。细究之，又可大致分成以下两种书写格式。

1. 展现临证思路式中医病案的书写格式与方法 主要侧重于回忆临证展开思辨的过程，特别是捕捉症结的方法。

〔案16〕 乡里有姓京者，以鬻绳为业，子年三十。初得病，身微汗，脉弱恶风，医以麻黄药与之，汗遂不止，发热，心多惊悸，夜不得眠，谵语不识人，筋惕肉瞤，振振动摇。医者又进惊风药，予曰："此强汗之过也。"仲景云："脉微弱，汗出恶风者，不可服大青龙汤，服之则筋惕肉瞤，此为逆也。"惟真武汤可救，进此三服，佐以清心丸，竹叶汤送下，数日愈。（《普济本事方·医案》）

〔案17〕 松江王孝贤夫人，素有血证，时发时止，发则微嗽。又因感冒变成痰喘，不能着枕，日夜俯几而坐，竟不能支持矣。是时有常州名医法丹书调治无效，延余至。余曰："此小青龙证也。"法曰："我固知之，但弱体而素有血证，麻桂等药可用乎？"余曰："急则治标，若更喘数日，则立毙矣！且治其新病，愈后再治其本病可也。"法曰："诚然！然病家焉能知之？治本病而死，死而无怨，如用麻桂而死则不咎，病本无治而恨麻桂杀之矣！我乃行道之人，不能任人咎，君不以医名，我不与闻，君独任之可也。"余曰："然，服之有害，我自当之，但求先生不阻之耳。"遂与服，饮毕而气平就枕，终夕得安，然后以消痰润肺、养阴开胃之方以次调之，体乃复旧。法翁颇有学识，并非时俗之医，然能知而不能行者，盖欲涉世行道，万一不中则谤声随之。余则不欲以此求名，故毅然用之也。凡举事一有利害关心，即不能大行我志，天下事尽然，岂独医也哉！（《洄溪医案·痰喘》）

回忆式中医病案并无固定书写格式，上引两案只不过侧重于展示临证思路而已，案16据病史及进前药后的反应而断证设治；案17则以问答形式，揭示痼疾复加新病

的标本缓急思辨过程，可以说各具不同的启迪意义。

2. 阐发诊治经验式中医病案的书写格式与方法 实际上，此类中医病案也同样要述及临证思路的，只不过其中又寓有独到治法或验方而已。

〔案 18〕 南乡陈君俞，将赴秋试，头项偏肿连一目，状若半壶，其脉洪大。戴人出视，《内经》"面肿者风"，此风乘阳明经也。阳明气血俱多，风肿宜汗，乃与通圣散入生姜、葱根、豆豉，同煎一大盏，服之微汗；次日以草茎鼻中，大出血，立消。（《儒门事亲·医案》）

〔案 19〕 邹某之子，初患夹食感冒，医者治不得当，酿成泄泻无度，唇燥，舌黑焦枯，口渴，但饮亦不多，食物不进，已逾十日之久，且闻饮香即带干呕，脉细数，重按少神，形体消瘦，证属重险，殊为可虞。因思久泻必损脾肾，又曰"肾者胃之关"也，以胃关煎加肉豆蔻霜、赤石脂、粳米治之。处方：熟地 24 克，淮山药 24 克，吴茱萸 6 克，白术 15 克，扁豆 12 克，北姜 9 克，炙甘草 6 克，粳米 1 合，赤石脂 24 克，肉蔻霜 9 克。服药 4 剂，阴津渐复，泄泻已止，诸证悉除。后治同类证多人，均以法转危为安。尤对小儿久泻不止，津液大伤，脾肾大败，朱辄用此方，获效甚捷。（《著名中医学家的学术经验·朱卓夫》）

以上两案又均立足于回顾典型治验，案 18 的重点主要是介绍应用加味通圣散微汗并以草茎致鼻衄而消头项偏肿之独到经验，案 19 的要点则在于介绍治疗津伤脾损肾亏的小儿久泻之证的验方加味胃关煎。可见本格式的书写方法无非是在讲清诊治过程的前提下，突出其独到之处。

第四节　现代式中医病案的书写格式与方法

鉴于现代式中医病案的类型繁杂，格式固定，为节约篇幅起见，所以在这里仅分别述其书写格式与方法，不再逐一举例说明。

一、门诊中医病案的书写格式与方法

门诊中医病案不再笼统地使用"门诊记录"名称，一律按下述两种格式书写。

1. 初诊记录的书写格式与方法

姓名：　　性别：　　年龄：　　病案号：　　科别：　　＿＿年＿＿月＿＿日

问诊

主诉：应以简练的文字提纲式的记述患者最痛苦的主要症状或体征及其持续时间，一般以不超过 20 个字为宜，并要求能据此产生第一诊断。

病史：应详述主症发生的时间、病情发展变化的情况、诊治经过及必要的既往病史等。

望、闻、切诊

应写与诊断有关的望闻切诊的阳性所见及必要的体格检查结果等。其中的舌象脉象为必写的项目，前者应包括舌体、舌质、舌苔及舌底脉络的状况，后者还应书及未满 2 周岁的患儿指纹的表现。

实验室检查（含特殊检查）：应书已查的各种结果。

辨证分析：应在归纳四诊所得主要结果的基础上，断其病因、病位、病性、病机转化。

诊断：应分别写出所诊断的中医病（证）名、证候及西医病名，暂不确立者应加"？"，切不可将"诊断"项目改成诸如"初步意见"、"印象"之类的名称。

治法：应写出按辨证所出的具体治法。

方药：除使用自拟方可不写方名之外，余则均应写出所宗成方名及其加减或化裁，书及药物时每行为四味，药名的右上角标以可能涉及的特殊煎服法，右下角则一律标以公制剂量 g 或克。

医嘱：主要书写进一步诊治建议、护理措施、饮食宜忌等。一般应分项书之。

诊治医师正楷签全名

其中未另起行并加冒号的项目可以不标示相应名称，另除望、闻、切诊的下属项目之外，其余项目所书内容均需另起行。

2. 复诊记录的书写格式与方法

科别：＿＿＿＿年＿＿＿月＿＿＿日

应写明前次诊治后的四诊变化，如易法易方者，应简要书明有关的辨证依据；如连诊三次仍未确诊者，应请上级医师会诊并作相应记录。以上内容也可分为病情变化、望闻切诊、简要病机、治法、方药、修改诊断等项目书写之，诊治医师每次均应如同初诊一样地于案末右下方正楷签全名。

二、急诊中医病案的书写格式与方法

急诊中医病案不再笼统地冠以"急诊记录"名称，当按下述两种格式书写。

1. 急诊初诊记录的书写格式与方法 按门诊病案初诊记录的格式加写以下内容：

（1）患者就诊和医师检查日期的时刻，如 03：10、07：15、14：20、21：45 等。

（2）急救措施及实施时间、加用西药的名称、剂量及方法等。

（3）向家属交代病情及家属的意见等。

（4）请会诊及上级医师检查时间与诊治意见。

（5）抢救无效或死亡者的抢救措施、经过、用药情况及参与抢救的医护人员姓名。

2. 急诊留观记录的书写格式与方法 同于后面将要述及的住院中医病案中的"住院记录"，此处不赘。

三、住院中医病案的书写格式与方法

住院中医病案应包括住院病历，住院记录等，现将其书写格式及方法分述如下。

1. 住院病历的书写格式与方法 应由实习与进修医师及二年以内的住院医师按下述格式书写，方法随格式交代之。

住 院 病 历

姓名：　　　　　性别：　　　　　病案号：

年龄：　　　　　婚况：　　　　　职业：

出生地：　　　　民族：　　　　　国籍：

家庭地址：　　　　　　　　　　　邮政编码：

入院时间：　　　　　　　　　　　病史采集时间：

病史陈述者：　　　　　　　　　　可靠程度：

发病节气，主要写明急性病发生时及慢性病急性发作时的节气，如"雨水前一天"、"霜降后五天"等。

问诊

主诉：写法如同门诊中医病案中的"初诊记录"，不宜写成诊断或检查结果的内容，如为多项者，应按发生顺序列出，如"心悸三年，浮肿二天，喘息四小时"等。

现病史：应在围绕主诉详询其病发生发展、诊治经过及现状的基础上，写明起病的诱因或原因、形式、时间、始发及主要与伴随症状的部位和性质、病情发展与演变过程、检查及诊治过程，曾用过中西药物的名称、剂量、用法、时间及其他疗法，治后的反应及病情变化，尤需写明发病后的精神、睡眠、饮食、二便等变化与现有症状以及有鉴别诊断意义的阴性表现。

既往史：应书明平素健康状况及先后曾患疾病乃至曾接触的传染病等。

个人史：应写明既往和目前的居住环境条件、工作生活情况、情志状态、饮食习惯及特殊嗜好等。

婚育史：男性患者应写明婚配及/或配偶与子女的健康状况；女性患者应写明月经初潮的年龄，行经期/周期及/或绝经年龄，孕、胎、产之生育史，余如男性患者。

过敏史：应写出已知过敏药物、食物及其他过敏情况。

家族史：主要书写直系亲属以及与之生活关系密切的其他亲属之健康状况，已死亡者应书其原因、时间及年龄。

望闻切诊

神色形态：应书其神志、精神、体态及气色。

声息气味：应书其语言、呼吸、咳喘、呕恶、太息、呻吟、腹鸣情况及有关气味。

皮肤毛发：应书毛发分布、疏密与色泽，肌肤温度、湿度、弹性及有无斑疹、白痦、疮疡、瘰疬、肿块、浮肿等。

舌象：应书舌体之形、态，舌质之颜色、瘀点、瘀斑，舌苔之色、形及润燥，舌底脉络之色、形、态。

脉象：应书寸口及/或人迎、趺阳之脉的状态，未满两周岁患儿的指纹情况。

头面、五官、颈项望闻切诊：

胸腹部望闻切诊：

腰背、四肢、爪甲望闻切诊：

前后阴及排泄物望闻切诊：

体格检查：应书 T、P、R、BP 及各部位体格检查与专科专病检查所索得的阳性体征和具有鉴别诊断意义的阴性体征。

实验室及特殊检查：应书入院时已作的血、尿、大便常规及肝功、乙肝五项指标、胸透、心电、B 超、内窥镜、CT、核磁共振等检查结果。

四诊摘要：全面、系统、扼要地归述四诊结果。

辨证分析：如同门诊中医病案中的"初诊记录"项之要求书写。

西医诊断依据：重在记述主要疾病的诊断依据，无需涉及所有疾病。

入院诊断

中医诊断：病（证）名

证候

西医诊断：病　　名

中医病（证）名、证候与西医病名均需按本章第一节所列"规范"书写，有几个写几个，并按主次之序排列，其中中医的证候名应与其病（证）名后错一格书写，以示从属关系。如一时难以确诊者，只能在拟诊病证名后加"?"，切不可将"入院诊断"改为"初步意见"、"意见"、"印象"、"拟诊"、"初步诊断"等名称。

治则治法：前书治疗的指导原则，后书治疗的具体方法。

方药：同门诊中医病案中的"初诊记录"。

辨证调护：主要应书写有关调养、给药、食疗、护理等要求。

实习医师正楷签全名

住院医师正楷签全名

主治医师正楷签全名

实际上，上述书写格式和方法可通用于临床各科，然除内科之外，其他各科又均需作适当的补充，现再分述如下：

（1）中医儿科住院病历的补充书写要求：除前已提及的指纹情况外，主要应在"个人史"中补写妊娠、产出、喂养情况及生长发育史、预防接种史。

（2）中医妇科住院病历的补充书写要点：除在"婚育史"中着重书及月经史、婚姻史、妊娠史、分娩史及性生活情况之外，应特别记录妇科检查结果，其书写格式与方法则如下述：

外阴：____婚型；____产型。

阴毛分布：应书正常或异常分布的具体情况。

阴道：____；黏膜____。

分泌物：应写正常或异常，异常者再写明：量____，色____，气味____，清洁度____，化验：____等。

宫颈：应写大小、有无糜烂、触血及程度等。

宫体：应写位置、大小、形状、质地、活动度及有无压痛等。

附件：应写有无增厚、包块、压痛及其他情况。

（3）中医外科住院病历的补充书写要点：应补写具体病变的部位、形态、大小、活动度、表面情况、质地、压痛、颜色及分泌物有无与性质等。

（4）中医皮肤科住院病历的补充书写要点：应着重书写诸如斑疹、丘疹、水疱、脓疱、风团、结节之类原发性皮损以及包括鳞屑、糜烂、痂皮、溃疡、斑痕、萎缩、皲裂、苔癣在内的继发性皮损的色泽、形态、分布等。

（5）中医骨伤科住院病历的补充书写要点：除应记录相应 X 线片号及其所见之外，还应补书以下四点情况。

①局部四诊情况：应写损伤的部位、肿胀、疼痛、肿块、温度、瘀斑、畸形等，伤口的大小、深浅、颜色、分泌物等，以及压痛、叩击痛或放射、牵拉痛等。

②骨与关节检查情况：应书活动度以及有元骨擦音、骨传导音、弹性固定、特殊响声等。

③神经血管检查情况：应书感觉、肌力、运动、反射、血运等。

④量诊情况：应记录所测肢体的长度、周径、关节功能活动度等。

（6）中医肛肠科住院病历的补充书写要点：应着重叙述的内容主要有以下两方面：

①四诊方面：应写清大便的次数（×次/日）、性质（稀、软、硬）以及是否伴有何种腹痛；便血的时间（偶然或经常，便前或便中、便后）、方式（带血或滴血、射血）、颜色（鲜、暗或柏油状、夹脓）；有物脱出的病程（×年）、诱因（大便、咳嗽、下蹲、走路）、还纳（自行、手推、休息及所需时间）及嵌顿（有无与时间）；疼痛的性质（灼、刺、胀或其他）、诱因（大便或其他）及持续时间；分泌物的部位（肛内、瘘口或其他）、性质（清稀或黏稠）、颜色（黄、白或其他）；肿胀的部位、时间（×天）以及有无灼热、疼痛、破溃（自行或切开）、是否愈合乃至再破裂；坠胀之有无；瘙痒的时间（白天、夜晚）与诱因等。

②专科检查情况：主要书写肛肠视诊、肛门指诊及肛门直肠镜检查所见，并同时图示之。

（7）中医眼科住院病历的补充书写要求：主要应着重书写眼科四诊、专科检查及特殊检查情况，其中专科检查的内容包括左右两眼的视力（裸眼、矫正）、肉轮（眼睑、眼结膜）、气轮（球结膜、巩膜）、血轮（泪器、眦部）、风轮（角膜、前房、虹膜）、水轮（瞳孔、晶状体、玻璃体、眼底）、眼肌、眼球、眼眶、屈光检查、验光、云雾法、检影（原瞳、散瞳）、色觉、眼压（以上结果可填入印好的表格中），以及视野检查等情况（结果都以印好的图绘示之）；特殊检查的内容则包括房角镜、三面镜、X光片、荧光素眼底血管造影、眼电生理、眼超声探查、眼CT等情况。

（8）中医耳鼻喉科住院病历的补充书写要点：主要应着重书写下述专科检查情况。

①耳：一是耳廓有无畸形，包括乳突在内的皮肤状况，牵动耳廓或按压耳屏、乳突有无疼痛，触摸耳周淋巴结有无肿大；二是外耳道的皮肤及分泌物状况（如有无水样、黏液样、脓样或液体耳脂等），有无疖肿、肿物及异物阻塞等；三是鼓膜的色泽、振动度与各种标志情况以及穿孔与否和大小部位。

②鼻：一是外鼻畸形否，表面与鼻窦区面部的皮肤红肿压痛否；二是鼻前庭的皮肤有无红肿、溃疡、裂缝、结痂等以及鼻毛的情况；三是鼻甲各部的大小，黏膜表面的色泽、形态（有无肿胀、肥厚、萎缩、溃疡、结痂、粘连等）、润燥以及对血管收缩剂的反应情况；四是鼻道各部的分泌物颜色、数量与性状以及有无新生物等；五是鼻中隔的形状、表面黏膜状况、有无穿孔以及前下端有无出血点、糜烂、结痂乃至小血管曲张等。

③鼻咽：一是鼻咽顶部的黏膜状况、有无肿物等；二是后鼻孔有无畸形和息肉堵塞以及上、中、下鼻甲与鼻道后部有无异常等；三是耳咽管开口的黏膜状态以及有无分泌物和新生物等；四是耳咽管隆突和咽隐窝的黏膜情况以及后一部位有无肿物与残存分泌物等。

④口咽：一是软腭与悬垂的形状及有无充血、水肿，软腭运动情况；二是前、后弓有无充血、溃疡及赘生物；三是扁桃体有无肿大、肥大、萎缩、溃疡、新生物或刺状角化物，其小窝外口的显或隐、表面有无渗出物或附着之物、挤压后有无脓液流出；

四是咽侧索有无红肿与肥厚；五是咽后壁有无淋巴结滤泡增生，黏膜有无充血、肥厚、干燥、萎缩、溃疡、疤痕、肿胀、隆起乃至是否附着黏液或脓液等。

⑤喉咽：会厌溪谷与梨状窝有无异物、肿块及潴留之分泌物以及梨状窝的黏膜情况。

⑥喉：一是破裂的表面黏膜状况及发音时的活动状况；二是会厌与真假声带有无充血、肿胀、肥厚、溃疡、分泌物和新生物以及真声带的运动情况，杓状软骨间切迹有无溃疡或肉芽等。

此外，还应书及诸如纤维鼻咽镜与喉镜、前庭功能、电测听、声阻抗、X线片等特殊检查的结果。

（9）针灸科住院病历的补充书写要点：四诊中应书及经络感传现象、体表压痛点、耳穴反应点等；体格检查中应书及神经与运动系统检查所见；方药应改为处方，主要记录所选穴位、针灸手法或刺激强度、留针与否、施术时间、疗程及间隔时间等。

（10）推拿科住院病历的补充书写要点：在述及病情与检查方面，要如同中医骨伤科一样地注意局部四诊、功能检查以及与相应病变关系密切的实验室检查、特殊检查的有关结果；另将方药改为手法治疗，主要记录施术部位或经络、穴位与具体手法及/或线路、施术时间乃至疗程等。

2. 住院记录的书写格式与方法　系在前述"住院病历"的基础上略加简化和改动而成，为节约篇幅，现将改动与简化之处分述如下：

（1）改动项目：主要有两方面。一是诊治项目删去西医诊断依据、治则治法、方药、辨证调护四项，并将后三项合并而列为"诊疗计划"，通常都依序书写为尽早求得西医病名的确诊而需及时补作的有关实验室检查以及特殊检查、当前及下一步的治则治法、因应急而使用的某类西药及其相应的护理措施等；二是医师签全名项目改为仅签书写医师一人之全名，因为本记录只能由二年以上的住院医师甚或主治医师书写。

（2）简化项目：除主诉、现病史之外的其他有关病情项目以及"辨证分析"项目均可较"住院病历"简化书写之，其中"问诊"中的其余项目可合并为"其他情况"而书之。

此外，再次住院者应写明"第×次住院记录"，不论首次或再次住院，均不得书为"住院志"、"入院志"、"再入院志"、"复入院志"等名称。

3. 病程记录的书写格式与方法　具体分为"首次病程记录"与"病程记录"，但不得使用"首次病程志"、"病程日志"、"治疗经过"等名称，除用于记录三级医师查房内容及病情的随时变化与相应方药、护理措施的调整之外，并兼作抢救记录、会诊记录。

（1）首次病程记录的书写格式与方法：应由住院医师按下述格式和方法及时完成之。

首次病程记录（用蘸红墨汁的钢笔书写）

____年____月____日

患者姓名、性别、年龄、职业，因何主诉，于____年____月____日____时以××病而经某途径（门诊、急诊、转院）收入我病区（或我科）。

扼要地回顾病史、四诊情况，并摘录体格检查及已作实验室检查、特殊检查的结果，一般按此分成两个自然段落书写之。

入院诊断：写法同"住院病历"。

诊疗方案：一般依序逐点书及护理级别、宜进饮食类别、进一步检查项目、其他护理措施或要求、现用治疗方药及煎服法或其他治疗手段、措施、方法等。

医师正楷签全名

（2）病程记录的书写格式与方法：可由实习医师书写，上级医师审阅修改。应于入院或手术后的最初三天中每日记一次，其后可每周记两次，然遇危急重症患者以及改用新的诊疗措施的患者，又都应当随时记之。现将具体书写格式与方法附列于下：

病程记录（用红色钢笔书写）

____年____月____日（或注某上级医师查房）

主要记录患者在诊疗过程中的病情变化及各项检查的回报结果，分析病势轻重及其发展顺逆，提出进一步诊治设想，特别应书明调整的治法、方药、护理措施及依据等。凡系上级医师查房或邀请会诊，除应在首行日期后面标明该医师的姓名与职称之外，并应详细记录他们所提出的诊治意见，同时还应在其后的"病程记录"中述及执行情况。此外，对于危急重症患者的抢救过程，以及与患者家属、所在单位有关人员的谈话情况，都应及时记录。至于病例讨论，应在另行记录的同时，且在本记录中述及经讨论所确定的诊疗方案。

医师正楷签全名

4. 交班与接班记录的书写格式与方法 不得使用"交班志"、"交班小结"、"交班总结"及"接班志"等名称。

（1）交班记录的书写格式与方法：即如下述。

交班记录（用红色钢笔书写）

第一行书日期。

正文第一段同"首次病程记录"中的该段写法，唯于文末加书已住院的天数。

第二段书写入院时的四诊中异常情况、体检中的阳性体征、实验室及特殊检查中的主要结果、中西医的双重诊断。

第三段书写入院后所采取的治疗措施、病情的变化情况及/或修改诊断的意见、目前正在使用的方药。

末段书写下一步诊疗意见及/或存在的问题。

医师正楷签全名

（2）接班记录的书写格式与方法：格式同交班记录，写法主要在于重点述及交班后的四诊结果及进一步的诊疗计划和即刻的处理措施。

5. 阶段小结的书写格式与方法 不得使用"病程总结"、"病历小结"等名称，一般为每住 3～4 周小结一次，其书写格式与方法的要点在于：一是标题同样独占一行用红色墨笔居中书写；二是首行署日期，文末由书写医师正楷签全名；三是核心部分应扼要地记述住院期间经过某阶段的诊治情况，如诊断上有无变化，治疗上采取了哪些措施（特殊药物要统计已用之总量），客观指标有无改变及改变程度，上级医师查房、院内外会诊及/或病例讨论提出了哪些意见，特别应在回顾已取得的效果之前提下，检讨仍存在的问题，是否需要调整、修改乃至重新确定诊疗计划等。

6. 转出和转入记录的书写格式与方法　不得使用"转出志"、"转出病历"或"转入志"、"转入病历"等名称，两者的书写格式与方法大同小异，现将其异同点分述如下：

（1）相同点：主要有以下三点。

①均将标题独占一行，并皆以红色墨笔书于该行的中央。

②首行均书以记录日期，文末均由书写医师正楷签全名。

③正文一般都分为3～4段叙述，其中第一段均为患者姓名、性别、年龄、职业、入院日期、理由（多书为加引号的门诊诊断）、收住科别（或病区）、计治天数、转出或转入的日期及具体时间与科别（或病区）；第2～4段分别书以入院时的主要临床表现、中西医双重诊断、住院期间的主要治疗经过与效果、转出或转入时的诊断、理由、途径（多经相应科别或病区医师的会诊同意之途径）等。

（2）不同点：转出记录无需书及下一步诊疗计划，转入记录则需比较详细地述及转入时的四诊、体格与实验室检查乃至特殊检查的主要结果以及转入后的诊疗计划和即刻的处理意见。

7. 病例讲座记录的书写格式与方法　术前讨论记录也依下述格式和方法书写。

病例讨论记录（用红色钢笔书写）

时间：＿＿＿年＿＿＿月＿＿＿日＿＿＿时

地点：××科病房（病区）医生办公室。

参加人员：应书参加讨论总人数及住院医师以上人员的姓名与职称。

主持人：×××主任。

经治×××住院医师报告病史：内容略。

各医师意见：应详细、准确地记录对该病例诊治方面的具体意见及建议。

主持人总结：应在综合各方面意见的基础上，提出诊治方面的主导性意见，如对原诊断的肯定或修正、治疗方药的调整或更换、可能出现的发展趋势及注意事项等。

记录人：正楷签全名

8. 死亡记录的书写格式与方法　不得使用"死亡小结"、"死亡总结"等名称，具体书写格式与方法如下述：

死亡记录（用红色钢笔书写）

＿＿＿年＿＿＿月＿＿＿日＿＿＿时

姓名、性别、年龄、职业。于＿＿＿年＿＿＿月＿＿＿日＿＿＿时死亡。

简述住院的日期、诊断、治疗经过及病情恶化的主要经过，详述抢救经过与主要措施，并对死因作出分析，引出中西医双重死亡诊断。

医师正楷签全名

9. 死亡病例讨论的书写格式与方法　其格式同"病例讨论记录"，在书写方法上，应于"各医师意见"项下首先记录值班医师所陈述的病情突变及抢救情况，然后再书及其他医师对其病情恶化与死亡原因的分析，重点在于应从中吸取哪些经验教训等。

10. 出院记录的书写格式与方法 不得使用"出院志"、"出院小结"、"出院总结"等名称,"急诊留观出院记录"除标题之外,余均按下述格式和方法书写。

出院记录（用红色钢笔书写）

___年___月___日___时 病区、床号、病案号。

患者姓名、性别、年龄、职业。于___年___月___日___时入院,经治结果,于___年___月___日出院,共住院___天。

入院情况:简述入院的四诊、体格与实验室检查及特殊检查的要点。

入院诊断:按前述中西医双重诊断的要求和排列位置书写。

住院诊治经过及结果:应述及中医辨证立法、所用主方以及最终效果。

出院诊断:仍按前述方法书写。

出院医嘱:包括出院带药、调摄要求及/或随访复查等内容。

医师正楷签全名

至于"住院中医病案首页"的书写格式与方法,因与中医病案的管理有着甚为重要的关系,故移于后面的第三章进行论述。

此外,在中医住院病案中,尚包括体温单、医嘱单及/或特护记录、手术同意书、麻醉单、手术记录等,因其格式与写(划)法如同西医住院病历,故此略而不述。

(张笑平　王新智　况执本　张　剑)

第三章　中医病案的管理

中医病案的管理是中医医疗机构业务管理中的一个重要环节，也是关系着中医学术发展和医疗质量提高的一个重要问题。为了搞好这一工作，无疑应当加强病案室的建设、建立健全各种管理制度，并采用电子计算机管理技术，使之存放完整、分类明确、检索方便，从而及时而准确地为临床、教学、科研等方面的需要提供相应的病案资料。

第一节　加强中医病案室的建设

乍看起来，中医病案室似乎类同于一般单位中所设的图书室，唯其所管理的资料不是正式出版的书刊而是来自临床第一线的原始诊疗档案。其实不然，且不说各自的职能存有一定的差异，仅就两者所管理的资料的意义而言，前者即使损毁一份病案的一页内容，都可能影响医疗质量的评估和临床经验的总结，甚或涉及法律责任；后者除非损毁孤本、珍本、善本古籍之外，一般都处以经济赔偿而已。这就是说，从中医医疗机构的业务管理来说，中医病案室非同图书室，且不逊于临床科室，应当采取得力的措施加以建设。如何建设，则当围绕它所具有的职能进行。

一、所具职能

这个问题似乎很简单，那就是中医病案室也不过接受、类分、存藏中医住院病案并提供查核、借阅服务而已，然从科学管理的角度来看，上述说法已失全面，即对住院病案尚应具有检控书写质量、责令补缺纠错、编排关键词索引、输入电子计算机进行程控检索等职能，这是加强中医病案室建设而必须明确的一个基本前提。

二、应采取的加强措施

基于前述职能，各级中医医院都应高度重视中医病案室的建设工作，尤当从行政上采取如下两项措施保证之。

1. 应在人员和设施配备上有所侧重　需侧重之点主要有二：一是中医住院病案均为充斥专业术语的技术性很强的档案资料，这就需要为之配备具有一定理论水平和临床经验并富敬业精神的中医或中西医结合专业人员，以便及时发现问题，及时纠正；二是随着档案管理日趋现代化，中医住院病案管理当然也不能例外，这又需要积极创造条件而为之配备电子计算机及其相应的技术人员。总之，在人员和设施的配备上，务需朝着专业化、现代化的方向实行倾斜。

2. 应在病案质量检查上不断强化　病案质量检查乃是搞好病案管理的先决条件和重要环节，必须为之建立网络，引进奖惩机制，不断地予以强化，这就要求各级中医医院首当赋予中医病案室专门负责检查各临床科室存档住院病案书写质量的医务人员就其发现的问题责令有关医师限期进行纠错补缺的权力，次当成立由业务副院长、医务处（科）与各临床科室主要负责人组成的病案质量监督委员会，参照国家中医药管理局医政司所编发定的《中医病案书写规范》要求，制定病案质量的具体评定标准，定期抽查各临床科室的部分病案，进行评分，并转医务处（科）备案。与此同时，各临床科室除应落实三级医师查房制度所规定的对于所书病案负有检查、督促、指导、修改等职责之外，且需指定一名技术水平高、责任心强的具有主治医师以上技术职务的医师担任病案质量督促员，定期抽查本科室的部分病案，作出评语和评分，存入科室档案并报医务处（科）备案，而院、室两级对于所评出的优劣两类病案又应分别定期组织展览，奖励优者，批评劣者，尤其还当将历次检查的评分结果作为技术职务晋升的参考资料之一，以便不断地提高中医病案的书写质量和管理水平。

第二节　建立健全中医病案的管理制度

无规矩即不成方圆，中医病案管理工作也是如此，建立健全诸如首页填签、整理编码、送存交接、质量评定、检索查借等制度，也就显得十分必要而又迫切，现逐一分述如下。

一、病案首页填签制度

（一）病案首页填写规范

为推动病案管理的现代化进程，卫生部医政司早于 1990 年就制定了统一的病案首页及其填写说明，国家中医药管理局医政司则于 1991 年又在此首页的基础上酌增一些中医项目，使之尽可能地反映出中医病案的特点。这里主要就中医病案首页的格式、填写方法与要求逐一加以介绍之。

1. 中医病案首页的格式　各级中医医院都应按照下列格式印制中医病案首页（见第 32 页），唯在第 2 行"医院"两字之前加印具体医院的全称。如有关省、市、自治区卫生厅、局还有其他特殊的项目要求，一般都可以将这些项目加以有序排列并统一印在该首页的背面，不必另行加页印刷。

2. 中医病案首页的填写方法　页中每一项目都应按卫生部与国家中医药管理局规定的标准填写，其中标有 GB 的项目还应参照国家标准编码项目填写，现不妨就此分述如下。

病　案　号：指病人就诊时院方给定的顺序号，即病人编号。

第×次住院：指病人本次住院是在该院住院的第几次。

姓　　　名：指病人的姓名。

性　　　别：选填（0. 未知　1. 男性　2. 女性　9. 未填）中的一个序号。

出生日期年龄：必须填写出生日期与年龄中的一项，Y：年（岁）　M：月　D：日。

婚　　　况：选填（1. 未婚　2. 已婚　3. 丧偶　4. 离异　9. 其他）中的一种。

职　　　业：需填具体工作类别的标准汉字名称（GB），如车工、待业、教师等，不能笼统地填写为工人、干部等。

出　生　地：需填国家标准行政区划汉字名称（GB），直至县一级。

民　　　族：需填民族标准汉字名称（GB）。

住 院 病 案 首 页

第____次住院

医院
病案号____

姓名____性别□（0.未知 1.男 2.女 9.未填）出生 年 月 日（年龄 Y、M、D）婚况__
职业_____出生地_____省（市）_____县（区）民族_____国籍_____身份证号_____
单位名称_____电话_____邮政编码_____
户口地址_____电话_____邮政编码_____
联系人姓名____关系____地址_____电话_____
入院科别____病区____入院 年 月 日 时 入院病情□（1.危 2.急 3.一般）
转科科别____病区____转科 年 月 日 时 入院途径□（1.门 2.急 3.转院）
出院科别____病区____出院 年 月 日 时 住院天数_____
门诊诊断（中）_____（西）_____门诊医师_____
入院诊断（中）_____（西）_____确诊____年____月____日

中医 编码	出 院 诊 断					ICD 编码
	中 医	转归	西 医	转归		
	主要		主要			
	其他		其他			

准确度：辨证□ 治法□ 方药□

1.准确 2.基本准确 3.重大缺陷 4.错误

并发症

院内感染

转归：1.治愈 2.好转 3.未愈 4.死亡 9.其他

损伤和中毒外部原因	E 编码
根本死亡原因	死亡时间□□时□□分
病理诊断	病理号

手术日期	手 术 名 称	麻醉方式	切口	手术医师	手术编码
			/		
			/		
			/		

过敏药物_____血型____
抢救次数____成功次数____随诊□（1.是 2.否）随诊期限____月 尸检□（1.是 2.否）

诊断情况	中医：门诊与出院□ 入院与出院□ 西医：门诊与出院□ 入院与出院□ 术前与术后□ 临床与病理□ 临床与尸检□ 1.符合 2.不符合 3.疑诊	治疗类别□抢救方法□（1.中 2.西 3.中西） 治疗方式□（1.常规 2.自动 3.转院） 输血□输液□（1.有输 2.有反应 3.未输） 示教病案□科研病案□（1.是 2.否） 病案质量□（1.甲 2.乙 3.丙）

费用类别□（1.公费 2.劳保 3.保险 4.自费 9.其他）住院总费用（元）_____
床位____西药____中药____检查____治疗____放射____手术____
化验____输血____输氧____接生____其他____

主任签名_____主治医师_____住院医师_____实习进修医师_____

病案整理者_____编码员_____

国　　籍：需填国家标准汉字名称（GB），可使用简称。

身份证号：需填公安部门颁发的居民身份证号。

单　　位：需填病人工作单位的名称，最多不超过 15 个汉字。

电　　话：指病人单位的联系电话。

户口地址：前填"省市县"标准汉字名称，后接"街道门号（乡、村）"的邮政通讯名称。

邮政编码：需填上述地址的邮政通讯编码。

联系人姓名：需填病人家属、同事、同学等姓名，不得填病人本人姓名。

联系人地址：按"户口地址"项的方法填写。

联系人关系：选填（1. 配偶　2. 子　3. 女　4. 孙　5. 父母　6. 祖父母　7. 兄弟姐妹　8. 同事同学　9. 其他）中的一项（GB）

联系人电话：指与联系人联系的电话号码。

入院科别病区：需填医院设置的标准科室病区的汉字名称和代码。

转科科别病区：同上。

出院科别病区：同上。

入院日期时间：年月日按国际标准填写，时按 1 日 24 小时当地时间填写。

入院病情：指病人入院时的疾病情况，选填（1. 危重　2. 急症　3. 一般）中的一序号。

入院途径：指病人入院的渠道，选填（1. 门诊　2. 急诊　3. 转院）中的一序号。

门诊医师：指在住院证上所署医师的姓名，不超过 4 个汉字。

门诊诊断：指病人住院前所确定的诊断，以住院证上的诊断为依据。

入院诊断：指病人住院后由主治医师第一次检查所确定的诊断，仅填主要诊断。

确诊日期：指主要诊断确立的日期，其中入院诊断未修正者填写入院诊断确立的日期，已修改者填写改正诊断确立的日期。

出院诊断：指病人住院后由医师确定的最后诊断。其中，中医诊断的病（证）名、证候及西医诊断的病名均应分别遵照第二章第一节所述标准填写。

（1）主要诊断：指住院期间所治疗的主要疾病。如一个病人患老年性慢性支气管炎、支气管哮喘、阻塞性肺气肿、肺原性心脏病，此次入院主要是治疗心功能不全，因此要将肺源性心脏病列于主要诊断一栏，余下情况列在其他诊断栏中。

（2）其他诊断：指次要诊断，即除主要诊断、并发症和院内感染之疾病以外的其他诊断。

（3）并发症（含术后、麻醉）：指疾病或手术或麻醉所引起的疾病。

（4）院内感染：指在医院内获得的感染，不包括入院时已存在的感染，需填感染的名称。标准举例如下：

①泌尿道感染：有下列情况之一者即可诊断之：a. 出现临床症状或体征；b. 尿常规出现脓细胞或白细胞数＞10/高倍视野；c. 细菌学定量培养法证明有意义的菌尿（即细菌数＞10^5/ml）或在多次尿培养中出现大量的同一菌种。

②下呼吸道感染：出现咳嗽、发热、脓性痰和/或阳性体征，或原有呼吸道感染而出现明显加重者（细菌学检查或 X 线检查不是必须的）。

③胃肠道感染：出现临床症状或体征，且粪便培养出沙门氏菌、耶氏森尔菌或其他病原菌。如无阳性粪便培养结果，但只要有很充分的流行病学资料证实有医院交叉感染存在时，也可以认定。

④心血管感染：发生于心瓣膜、心包、心肌及血管等部位的感染（细菌学阳性培养结果不是必须的）。

⑤烧伤感染：伤口中有脓性分泌物排出。

⑥术后伤口感染：在外科伤口中有脓性分泌物排出和/或出现典型的感染症状（培养不是必须的）。对于原有感染的伤口，若从临床上或细菌学上证明是一次新的感染，也可以诊断。

⑦皮肤感染：从皮肤病灶、溃疡、肿块或其他损伤部位有脓性物排出，包括有典型症状而皮肤完好者。

⑧腹腔内感染：腹腔内出现脓肿或腹膜炎。

⑨骨髓感染：有典型症状，或无临床表现而出现有意义的 X 线检查结果者，均可诊断（细菌学检查不是必须的）。

⑩败血症：只有得到有意义的阳性血培养结果时，才能诊断。

⑪脑膜感染：有症状或阳性脊液培养结果。

⑫针刺部位感染：在针刺的部位有脓性物排出或出现典型的感染体征（血栓性静脉炎，只有当原抽出的针管分离培养得到阳性结果时，才认为是感染）。

辨证与治则及方药准确度：均以全国中医院校统编教材第五版为准，其中辨证准确度的判定应据四诊合参结果综合判定。所分四类的标准如下：

（1）准确：指诊疗全过程均无缺陷。

（2）基本准确：指诊疗全过程存有个别的一般性项目不完全、不准确。

（3）重大缺陷：指存有重要的缺陷或诊疗全过程都有缺陷。

（4）错误：指存有原则性错误。

转归：据实选钩下列标准中的一项。

（1）治愈、好转：由医师根据治疗结果判定。

（2）未愈：指疾病经治疗后无变化或恶化。

（3）死亡：指住院病人的死亡，包括已办完住院手续并收治入院后的死亡者以及虽未办住院手续但实为收治入院后的死亡者。不包括门诊、急诊室及急诊观察室内的死亡。

（4）其他：包括入院后未进行治疗的出院、转院及因其他原因而出院的病人。

损伤和中毒外部原因：指损伤（死亡）或中毒的原因，如意外触电、房子着火、公路上翻车、错服安定、服敌敌畏等自杀、被他人用匕首刺伤、被电车门夹伤等。不能笼统填为车祸、外伤等。

E 编码：指 ICD 编码中的损伤或中毒外部原因的编码。

根本死因：需填病名，应根据 ICD-9 的规则填写之。

死亡时间：按 1 日 24 小时填写，如 08 时 20 分、21 时 30 分等。

病理诊断：指各种活检、细胞学检查及尸检诊断。

病理号：填病理检查编号。

手术日期：填年月日国际标准日期。

手术名称：需按《医院疾病及手术操作分类应用手册》、ICD-9填写手术标准汉字名称。

麻醉方式：指麻醉的类型，如针麻、全麻、局麻、硬膜外麻等。

切口：指切口等级/愈合类别，详见下表。

切口分级	切口等级/愈合类别	切口等级/愈合意义
Ⅰ级切口	Ⅰ/甲	无菌切口/切口愈合良好
	Ⅰ/乙	无菌切口/切口愈合欠佳
	Ⅰ/丙	无菌切口/切口化脓
Ⅱ级切口	Ⅱ/甲	沾染切口/切口愈合良好
	Ⅱ/乙	沾染切口/切口愈合欠佳
	Ⅱ/丙	沾染切口/切口化脓
Ⅲ级切口	Ⅲ/甲	感染切口/切口愈合良好
	Ⅲ/乙	感染切口/切口愈合欠佳
	Ⅲ/丙	感染切口/切口化脓

手术医师：同手术名称相对应，填医师姓名，不超过4个汉字。

手术编码：指ICD系统的操作分类编码。

过敏药物：需填具体的药物名称。

血型：需填明具体类型，即01.A 02.B 03.O 04.AB 05.A_1 06.A_2 07.A_3 08.AX 09.AM 10.A_1B 11.A_2B。

抢救次数及成功标准：具体统计方法如下：

（1）对急、危重病人的连续抢救，使之病情获得缓解，即按一次成功计。

（2）经抢救的病人，如病情平稳24小时以上再次出现危急情况而进行抢救的，则按第二次抢救计。

（3）如病人有数次抢救，最后一次因抢救无效而死亡的，则前几次抢救按成功计，最后一次按失败计。

（4）慢性消耗性疾病患者的临终前抢救，不按抢救计。

（5）每次抢救都要有特别记录和病程记录（包括抢救的起止时间与经过），无记录者不按抢救计。

随诊及期限：前者选填是、否进行随诊的代码，后者填预计随诊的月数。

诊断情况：据实选填相应代码（1.符合 2.不符合 3.疑诊）。

治疗类别及抢救方法：指病人治疗与抢救方法所属医学类别，均以国家中医药管理局医政司印发的《全国省、地（市）级中医院建设检查标准》为准，选填相应代码（1.中医 2.西医 3.中西医结合）。

出院方式：指病人以何种方式出院。

输血、输液情况：指病人输血、输液的有无及现象。

病案类别与质量：前者仅就示教、科研而言，需选填代码；后者由医院指定的负责检查病案质量人员根据三级医院评定标准填写。

住院费用：由住院收费处提供，并由医院指定病案、统计或其他人员填写。其中费用类别是指病人住院费用的来源分类，选填代码；总费用与分项费用均填以元为单位的具体数额，唯中药费一项省级中医医院要分中草药、中成药填写，地市级中医医院力争分项填写。

各级医师、病案整理者及编码员签名：均正楷签全名，不超过 4 个汉字，其中主任签名可由科主任、主任医师或副主任医师签署。

3. 中医病案首页的填写要求　主要有以下五点：

（1）每项必填，确无内容时，应在该项注明具体原因（如身份证"未发"，血型"未检"等）或划一斜线。

（2）凡涉数字时，一律使用阿拉伯数字。

（3）凡属选填项目，标"□"者在其中填代码，未标者在所列选择内容的序号处打"√"

（4）死亡病例各项均用红墨水笔填写，其余病例除"过敏药物"项也用红墨水笔填写之外，余则一律用蓝黑墨水笔填写。

（5）疾病、证候、药物名称均应写其全称。

（二）病案首页签署制度

根据卫生部与国家中医药管理局医政司的规定，省级以上及教学医院均试行这一制度，即在病人出院后的两周内（签署时间可据各省、市、自治区有关医院分级管理的要求具体规定执行），以科（或病区）为单位，由科主任或主治医师带领住院、进修及实习医师到病案室统一签署首页。届时应对重点、疑难病例的中医住院病案进行复习，尤其应根据历代医家的著名论述以及有关的检查、病理（或尸检）报告，结合治疗效果，总结经验，吸取教训，以提高辨证论治的水平。有关上述讨论内容，要认真地作好记录，并由主治医师签字，然后装订在该病案中。一经确定最后诊断，即由各级医师在各自栏内正楷签全名。

二、病案整理编码制度

凡病人出院，应在及时完成"出院记录"（或"死亡记录"）及"病案首页"的基础上，对病案重新排序、编号并编写目录。之所以重新排序，乃因出院与在院病案的排序大有差异，现特简介如下：

（一）在院病案的排序

1. 体温单（逆序）；

2. 医嘱单（逆序）；

3. 住院病历或住院记录（顺序，下同）；

4. 病程记录（含首次病程记录、交接班记录、阶段小结、病例讨论记录、会诊记录、抢救记录、转出转入记录等）；

5. 专题科研观察单；

6. 手术记录；

7. 术后病程记录；

8. 术前讨论记录；

9. 麻醉单；

10. 手术同意书；

11. 会诊单；

12. 检验报告单；

13. 其他检查报告单（X 线、ECG、B 超、病理检查报告单等）；

14. 特殊检查报告单（如 MRI、γ-照相等）；

15. 特护记录（逆序，可置病案最前面或另外单放）及其他护理记录；

16. 病案首页；

17. 住院病案质量评定表；

18. 住院证；

19. 门诊或急诊病案；

20. 前次住院病案及外院诊疗资料。

（二）出院病案的排序

1. 目录页；

2. 病案首页（附集体签署讨论记录）；

3. 出院记录或死亡记录；

4. 住院证；

5. 住院病历或住院记录；

6. 病程记录（所含同在院病案）；

7. 术前讨论记录；

8. 手术同意书；

9. 麻醉单；

10. 手术记录；

11. 术后病程记录；

12. 会诊单；

13. 特护记录（顺序）及其他护理记录；

14. 检验报告单；

15. 其他检查报告单；

16. 特殊检查报告单；

17. 医嘱单（顺序）；

18. 体温单（顺序）；

19. 住院病案质量评定表；

20. 前次住院病案，死亡病例的门诊或急诊病案；

21. 随访记录；

22. 有关医疗证明（如病人单位介绍及本科或病区出具的医疗文件副本等）。

由上可知，在出院病案排序之前，即需将逆序的体温单、医嘱单理成顺序；排序之后，则应为首页签署讨论记录、随访记录分别预备 1～2 页空白纸，然后复查每页是否存有需补填的遗漏之处，有者补之，届时再在每页（包括首页）的右上角依次注明编号，并将总页数用红墨水笔填写于病案首页的左上角，如是，即可编出总目录及其所录标题的各自起始页码，最后交上级医师审核签全名。唯在随防结束后，每份出院病案都不允许出现空白页，而且在某些页的下半部分若有空白处，还应于截止处标以截止符号。

三、病案送存交接制度

每位病人出院（或死亡）后的 48 小时内应完成病案首页，在此页完成后的 2～3 天内即当送交中医病案室，按目录当面核对各个组成部分及页码，并应登记签字，各负其责，待首页签署并就此补出讨论记录后，即可装订成册，分类存档。

四、病案质量评定制度

有关病案质量问题，除了应像本章第一节中所述及的建立网络、引进奖惩机制之外，并应制定评定标准，以便据此评定每份病案的质量等级。有鉴于此，特参照安徽省卫生厅编写的《病历书写规范》（安徽科技出版社 1991 年版）中的"病历质量评定标准"，并结合中医病案的特点而为之试订相应标准如下。

中医住院病案质量评定标准（总分 100 分）

项目	标准分	要　　求	扣　分　标　准	实得分
首页及楣栏	6	首页有项必填 病案楣栏各项齐全 病案在 24 小时内完成（要求注明几时几分）	漏填一项者扣 0.2 分 漏填一项者扣 0.2 分 超过 24 小时完成者扣 4 分，未注明几时几分者扣 1 分	
主诉	8	简明，不超过 20 个汉字 完整，症状＋（部位）＋时间 能产生第一诊断 不用诊断代之	冗长，超过 20 个汉字者扣 2 分 不完整，缺一部分者扣 4 分 不能产生第一诊断者扣 4 分 以诊断代替者扣 4 分（确无症状者例外）	
病史及望闻切诊	16	应与主诉紧密结合 有神色、声息、气味、舌象、脉象及其他阳性表现 有必要的鉴别诊断资料 能反映主要病证的发展变化过程 简要记述入院前的诊疗过程 重点突出、层次清楚、概念明确 既往史、个人史、过敏史、家族史齐全，传染病有流行病史	与主诉结合不紧密者扣 3 分 缺舌象或脉象者各扣 5 分，缺另四项者每项扣 3 分（确无异常气味者例外） 缺必要的鉴别诊断资料者扣 2 分 不能反映主要病证的发展变化过程者扣 5 分 现病史只罗列过去的治疗或检查过程者扣 2 分 叙述混乱、颠倒、层次不清者扣 3 分 缺一项者扣 2 分，记录过简者每项扣 1 分	
体格检查	7	T、P、R、BP 四项齐全 一般检查的项目齐全 有重点的系统检查 有专科检查	缺一项者扣 0.5 分 缺一项者扣 0.1 分 缺一项与诊断相关的阳性体征者扣 1 分 缺专科检查者扣 3 分	

项目	标准分	要　　求	扣　分　标　准	实得分
中医辨证分析及西医诊断	15	思路清晰，脉因相符或从舍得当中西医诊断确切，依据充分、合理，主次排列有序，病证名称规范应有的检查及特殊检查齐全	思路不清，脉因不吻或从舍不当者扣5分 中西医诊断不确切，依据不充分或不合理者扣3分，主次排列颠倒者扣2分，病证名称不规范者扣1分 非技术性原因延误诊断者扣5分	
治疗	12	立法、处方及其他治疗措施正确、合理、及时	立法或处方或所用针灸推拿不正确、不合理、不及时者每项扣4分	
病程记录	15	首次病程记录及时完成，记有主要症状、体征、入院诊断与依据及初步诊疗计划 病程记录及时，即危重病人随时记，重病人每天记，一般病人3天记一次，慢性病人5天记一次，术后病人连续记3天，并能反映"三级查房"情况 有交、接班记录 住院1个月有阶段小结 疑难危重病例有上级医师查房分析意见、病例讨论记录、会诊记录，危急病例有抢救记录 能反映治疗方案的变更及疗效的确定	无首次病程记录者扣6分，未及时完成者扣1分，缺主要症状、体征、入院诊断、诊断依据及初步诊疗计划者各扣2分 不能按时记录者缺一次扣1分，术后未连续记三天者缺一天扣1分，不能反映"三级查房"情况者扣4分 无交、接班记录者每项扣3分 无阶段小结者扣3分 疑难危重病例无上级医师查房分析意见、病例讨论记录、会诊记录者每项各扣3分，危急病例无抢救记录者扣4分 缺治疗方案变更及疗效制定记录者扣3分	
其他记录	5	有转入或转出记录、出院记录 手术病人有术前讨论记录、术后记录 死亡病例有讨论记录（一般在1周内讨论），病检或尸检者2周内讨论 在院与死亡病案附有门诊病案	缺转入、转出记录、出院记录者扣2分 无术前讨论记录、术后记录者每项扣2分 无死亡病例讨论记录者扣3分，未按时完成者扣3分 无门诊病案者扣2分	
其他要求	8	书写整洁，语句通顺，语法正确，简化字以《简化字总表》为准 度量衡采用法定单位 经上级医师用红笔修改病案 书写各种记录均应签全名 各种报告单应在专用纸上粘贴整齐、清洁 病案按序排列	字迹潦草、有错别字、涂改、污损、出格、跨行，补贴5处以下者扣1分，5处以上者扣3分，语句不通者每处扣1分，关键字错误（如左误为右）者每处扣2分 未采用法定单位者每处扣0.2分 应改而未改的病案扣5分，未用红笔者扣2分 未签全名者扣1分，难以辨认者每处扣0.5分 粘贴不整洁者扣2分，未用专用纸者扣0.5分，漏贴重要报告单者扣1分 发现颠倒者每处扣0.2分	

项目	标准分	要　　求	扣　分　标　准	实得分
护理记录	8	楣栏有项必填 　按规定要求用笔、书写或绘制、点线整齐 　药物过敏试验有记录和转录 　及时整理医嘱（只允许续一页） 应有护理常规、等级和饮食宜忌 　护理记录完整、及时，并能反映病情变化及治疗效果，有签名	漏填一项者扣0.2分 　不按规定用笔者扣1分，不按规定书写或绘制者扣1分，点线不整齐者每处扣0.1分 　无药物过敏试验记录者扣2分，未转录者每项扣0.1分 　未及时整理医嘱或多续一页者每项扣0.5分 　无护理常规、等级和饮食宜忌者每项扣1分 　记录不完整、不及时者每项扣1分，不能反映病情变化及治疗效果者扣2分，无签名者每处扣0.5分	

根据上述评定标准，即可为中医住院病案制定评级标准如下：一是实得分在85分以上者为甲级病案，70～84分者为乙级病案，70分（不含70分）以下者为丙级病案。二是有下列情况之一者也判为丙级病案，即：①无病程记录；②手术病人之住院病案无手术记录或麻醉记录（局麻可一并记于手术记录中）；③死亡病人之住院病案无死亡记录；④因病案记载有误而导致严重的医疗差错。三是各项扣分以扣完该项标准分为止，不实行倒扣。

尽管各级中医医院的中医病案室并不受理门诊与急诊病案，但从加强管理出发，不妨也为之拟定质量评定标准如下：

中医门诊与急诊病案（初诊记录）质量评定标准（总分10分）

项目	标准分	要　　求	扣　分　标　准	实得分
主诉	1	完整，症状＋（部位）＋时间 简洁，明了，不超过20个汉字（可不单列，在病史中必须含有主诉内容）	无主诉者扣1分，不完整者扣0.5分，不合要求者扣0.5分	
病史及望闻切诊	3	主要病证的演变，舌象、脉象及必要的望闻切诊，必要的鉴别诊断资料	无病史、舌象、脉象者每项扣1.5分，无必要的其他望闻切诊及鉴别诊断资料者每项扣0.6分	
体验	1	主要阳性体征及必要的阴性体征	无体检者扣1分，不完整者扣0.5分	
诊断	1.5	归纳病机，写出中西医诊断	未归纳病机，未写出中医与西医诊断者每项扣0.4分	
治疗	1.5	立法合理，处理正确、及时	未立法者扣1分，处方不正确、不及时者每项扣0.5分	
签名	1	签全名	未签名者扣1分，无法辨认者扣0.5分	
其他要求	1	注明就诊日期，急诊记至时、分 有各种检查、检验报告单 门诊手术有记录 书写整洁、语句通畅、封面有项必填	应有而缺或书写不整洁，语法不通者每项扣0.1分	

实际上，仅有上述质量分级评定标准仍不行，关键还在于如何使这一工作做到经常化、制度化，否则就可能依然故我。

五、病案检索查借制度

为了便于检索，对于已存档的每份中医住院病案首页所涉及的代码、数据，以及其他比较重要的关键词，都应予以索引，并输入电子计算机，一旦有关临床医师、临床科室、院医务处（科）乃至上级主管部门需要某一种或某一方面的原始资料之时，即可前来登记和检索，若非经过院医务处（科）之特许，原则上是不为院外人员提供检索服务的，即便持有特许函件者，非但应收存此函件，而且只就函件上注明的项目进行检索。有关查阅病案问题，既要积极地为本院医疗、教学、科研工作提供方便，又要在严格地界定查阅的对象和范围的基础上，搞好领取、归还的当面清点工作，谨防沾污、损毁病案中的任何原件。至于借用病案问题，除非因解决医疗纠纷、判定法律责任等特殊需要而准予借用原件之外，一般都可以请其当场复印之，或借给事先复印好的副本。

为了使中医病案的管理更为科学、规范，以上措施、方法和制度均有待于今后的实践不断地加以补充、修正、完善。

（沈　干　张笑平　丁荣光）

第四章　中医病案的阅读

阅读如同书写一样，也为学习、了解、领会和掌握中医病案要旨的基本手段，只要方法对头，即可从中获取医论、方书所不具有的真知灼见，从而开拓视野，活跃思路，不断地提高诊治水平，所以前贤曾谓"读书不如读案"，读案犹如随师侍诊，日积月累，实可尽得诸名医之真传。

第一节　读案的方法

读案必须掌握方法，而方法又取决于欲读病案之类型，尽管国家中医药管理局医政司已于1991年5月编发了统一的《中医病案书写规范》，然因在此之前已由古今医家书写了详略不一、格式各异的大量病案，这就要求我们应当据其不同的类型而运用不同的方法阅读之，故这里特从实用出发，专就个案与多案的不同读法概括如下。

一、个案的读法

（一）一般读法

1. 顺读法　即按病案的书写顺序而读之，主要适宜于阅读写法明畅而又系统的病案，但又未必局限于病情相对简单的顺叙式病案，纵然病情复杂或为逆叙书成之案，只要思路清晰，照样可用此法阅读之。一般地说，此类病案经用此法读后，即可获知诊治之梗概，要点之所在。现举两例说明之。

〔案20〕　予友沈镜英之房客某君，12月起，即患伤寒，因贫无力延医，延至一月之久，沈先生伤其遇，乃代延余义务诊治，察其脉浮紧，头痛，恶寒，发热不甚，据云初得即如是。因予：麻黄6克，桂枝6克，杏仁9克，甘草3克。又因其病久胃气弱也，嘱自加生姜3片、红枣2枚，急煎热服，盖被而卧，果一刻后，其疾若失。（《经方实验录·麻黄汤证其三》）

是案为回忆式病案，顺读一遍，便知其人病起伤寒，虽然迁延月久，然所见脉症仍为麻黄汤证，唯因虑及胃气虚弱，遂予麻黄汤加姜、枣急服之，方扣其证，药到病自除，这说明经方活用全凭乎证，有是证即用是药，不因病久而疑及传经也。

〔案21〕　中阳不足，寒湿有余，脘痞纳少，舌白便溏，脉细小，法当温化，即平为妙。茅术理苓汤加大腹皮、鸡内金、葛花、川朴。

再诊：温化不足以消胀满，阳之虚也，甚矣，重其制以济之。茅术4.5克，川附4.5克，干姜4.5克，党参9克，肉桂2.1克，防风6克，茯苓9克，五加皮9克，陈皮3克。

三诊：诸恙向安，仍守前法，以祛留湿。川附3克，桂枝3克，党参9克，生于术4.5克，干姜1.2克，茯苓4.5克。（《柳选四家医案·继志堂医案》）

本案虽为记述比较简略的实录逆叙之案，但因脉、因、证、治、理、法、方、药俱全，且经连诊而涉药后效果及其方药变化之理，所以顺序读来便知其人所患腹满之证乃缘脾肾两虚，聚湿停饮使然，在健脾化饮的同时，尚需温肾化气，这正是首诊、二诊效果迥异的原因之所在也。

2. 思读法 此乃顺读法的延伸，即顺读后又经掩案思考再顺读之，主要适宜于阅读病情疑难、复杂或误治失治之病案。具体地说，凡顺读此类案例1~2遍后，即可掩案反思案中述及哪些主要脉症，如何辨证、立法、选方、遣药的，又是怎样确定病情的标本缓急、治法的正反逆从以及方中的君臣佐使配伍、各药的用量轻重搭配，有无特殊医嘱，获效与失误的原因何在，自己又当如何辨治这一病例之后，再开卷复读之，势必加深对案中的成功经验和失误教训的理解和领会，握其奥秘，避其复辙。在这里也举两案说明之。

〔案 22〕 魏提台，年 69。平日劳心思虑，气结痰凝于胃，春三月得不寐之证，每至夜间胃中如焚，烦躁不宁，目不交睫，昼则稍安，毫不倦怠，饮食虽进而无味。诸医俱云心血不足而用天王补心丹，有议心肾不交而用加味地黄丸，有议思虑伤脾而用归脾丸。愈觉日甚，将有发狂之兆。如此两月余，延余诊视，面色红亮而浮，脉息沉小滑而有力，关部尤甚，此乃肝火郁而不舒，胃中胶痰固结而不通也。经云："胃不和则卧不安"；又云："阳明病，不得眠"。大便三四日一解，用礞石滚痰丸 9 克。大便去黏腻之痰不计，二便如火，以二陈、石膏、黄连、山栀、石菖蒲、钩藤、瓜蒌实、枳壳，连进四帖，即能安卧。然有时胃中如火，又用滚痰丸 9 克，去白痰碗许，仍用前述豁痰清火之药丸，服 20 日全愈。一月后又停食冒风，胃脘作痛发热，用清导之药平安。后用加味六君子汤调养，健康倍常。（《历代名医老年病案评析·沈氏医案》）

本例乃清·沈璠所治失眠之案，读后掩案思之，其病系因劳心思虑所致，发于春三月，主要见症为胃脘灼热，食不知味，烦躁不宁，彻夜难眠，仅此已足以说明其病机当为肝气不畅，胃中不和，何以前诊诸医竟然一误再误呢，看来无不囿于病者年届古稀而病因又为易伤心脾之思虑，以致一律治从调补，唯其所补者有心、脾、肾之不同而已，药不对证，焉能获效乎？如此而延至沈氏接诊时，大便三四日一解，神情近狂，面色红亮，脉沉滑有力，关部尤甚，已呈一派肝有郁火，胃有痰结，肝胃不和，腑气不通之象，治当豁痰清火，通腑和胃为先，故而不惜选用礞石滚痰、加味二陈叠进之，一俟痰去则热无所附，腑通则胃气自和，如是则肝气柔和，心神安宁，何愁失眠不愈，然脾为生痰之源，欲除病根，无疑尚需借加味六君子调养脾胃，从而使之体健倍常。由此可见，老年不寐既可因于正虚，也可因于邪实，抑或本虚标实，虚实夹杂，而思虑固然可以耗心血、伤脾阴而致心脾两虚，但又何尝不可以伤其脾阳而停饮滋痰，伤其肝用而滞气化火，关键则在于临证务需详辨，贵在变通，沈氏诊治本例的成功之处即本于斯。

〔案 23〕 中风脱证案

病者：姚家瑞妻徐氏，住驷门前。

病名：中风脱证。

原因：产后血虚，误于前医不问病之虚实，遽以产后普通方芎归汤加疏风发散药治而剧。

证候：产经 10 点钟，孩提包衣方全下，恶露过于常胎，头晕呕吐，憎寒壮热，舌苔粗腻，面色秽垢，头不能举，汗出不止，医投以芎归汤加发散一剂未完，汗出如雨，大气欲脱，神识时惯。

诊断：六脉浮大鼓指，重按空而无力，确系阴血骤虚，内风暗动，孤阳上越之危候。

疗法：遵仲景桂枝加龙骨牡蛎汤增损。

处方：川桂枝 3 克，杭白芍 15 克，炙甘草 4.5 克，左牡蛎 15 克（生打），龙骨 9 克（生打），西潞党 4.5 克，黑附片 1.8 克，明天麻 4.5 克，红枣肉 6 枚，生姜 2 片。

二剂汗收热除，第三天买药遇其同姓药店官，谓其生产未过三天，这医生方内都不用当归、川芎以去瘀血，诚属怪医，如果纯粹服此补涩药，恐怕将来汝妻要被这药补到瘀血，就要肚胀而死，遂于方内加当归、川芎各 4.5 克。煎服头一煎，霎时间前证完全复作。夜半又来特召，询问始知其故，嘻，医药岂可儿戏乎？

二方：前方加酸枣 9 克，日进两剂。

效果：半月后诸证悉除，进以血属补品 20 天，躯干精神始完满。（《全国名医验案类编·风淫病案》）

诚如案语所标明，本例原为产后伤寒表虚证，只因误治而酿成阳微欲脱之险候，读而不忘，掩案而思其前医与司药所误竟然如出一辙，都是只知其一而不知其二，前医仅因其妇恶露过多、憎寒壮热等见症而不顾产后气血大伤之体，便辄投活血发散之剂，以致阴血愈虚，孤阳上越；司药则只知产后宜活血而不知其时虚阳刚呈潜纳之势，即谗言加伍祛瘀之品，致使险情旋即复至。此两误皆说明四诊参合，通常达变的意义至关重大。

（二）特殊读法

此即逆读法，主要适宜于阅读各种举要式实录病案，因其举要之处仅及案语而不涉处方，为了更好地由此索彼，据叙补阙，所以有必要在顺读的基础上复加逆读之，以便据其所列方药及其案语所举内容尽可能地还其就诊时的原貌。又鉴于所举之要各不相同，或为症状，或为舌脉，或为病机，或为治法等，故可进一步区分为归述、求索两种不同的特殊读法。

1. 归读法 即在逆读的过程中，借助归纳方法为原案补出病机或证候、治法等，现举下案示范之。

〔案 24〕 某，咳嗽，喉痛，溺涩。西瓜翠衣 9 克，杏仁 9 克，六一散 9 克，桔梗 3 克，通草 4.5 克，桑叶 3 克，川贝 4.5 克，连翘 4.5 克。（《临证指南医案·咳嗽》）

本例病案仅述及见症与用药，缺项甚多，且乏复诊。顺读仅可断其为感受暑湿，肺失清肃之证；然若逆读之，即可据其用药而归其治法为宣上通下，外解暑邪，内清肺气，下利湿热。合之于已述见症，又可进一步补其病机为外感暑湿，困扰肺卫，滋生痰浊，遏阻气机，中焦失和，下焦失畅，于是更可推测其证尚可兼见身热不扬，胸闷不畅，咳吐黄痰，纳呆欠馨，舌质红，苔滑腻而微黄，脉濡或滑数等表现。

2. 索读法 此系在逆读之时，运用推理求索手段而为原案补出所缺症状或舌象、脉象等，实则前举案例也用及此法，现不妨再举一案以佐证之。

〔案 25〕 黄二姐，筑堤防以塞来源。西党参 9 克，黄芪 24 克，姜炭 6 克，归身 9 克，冬术 9 克，炙甘草 9 克，真阿胶 9 克，青皮 2.4 克。（《近代中医流派经验选集·先师范文虎先生临床经验简介》）

本例案语仅以一句治法而概括之，其省略程度无以复加，顺读仅知该妇人系患

"崩漏"一病而治用补气止血之法，然经逆读后，则可依据所出药物及治法而为之索得当初被省略的诸多阙缺，从所用药味可知其方实为理中汤合当归补血汤化裁，除以姜炭易干姜并加青皮、阿胶之外，更在参、术、草与姜炭、阿胶并用的前提下，重用黄芪，佐以小量青皮，配以集补血与活血于一体的当归身，可见其方重在健脾补气，次在塞流止血，而且补气中寓理气，健脾中寓醒胃，止血中寓活血，补而不滞，止而不瘀，配伍十分巧妙，再结合不用参附汤及附子理中汤可推及其病情虽时久而势急，但尚未演变至血亡阳厥之险境，其病机的重点不在于脾阳式微而在于脾气衰绥，以致统摄无权，冲任不固，其见症当具崩漏延久，色淡质清，或偶夹少量血块，神疲乏力，气短懒言，面色苍白，头昏心悸，舌质淡红，苔薄白而不燥，脉芤或虚大或细弱等，故而标本兼顾，寓防于治，挽其急而防其遗患，只可惜乏复诊证明之。

二、多案的读法

多案乃个案之累计，也必然用及个案的前述读法，这里所介绍的乃是专用于多案的一些读法，其读法无非是就多案进行纵横交错地综合与分析，然综合与分析又都就同一问题而言之，唯前者由分而合之，后者由合而分之，即前者最终归结于某一问题，后者则开始从某一问题出发，现特就此两种读法分述如下。

（一）分析法

此法每多用及比较之手段，比较必以并存两种以上具有可比性的情况为前提，前述分析必始于某一问题这一点，恰在某程度上为比较提供了一定的可比性，这里专就多案中所存在的如下两个可比方面加以分析。

1. 以分析法阅读所治同一病证之多案　因这类多案既可出于数医之后，也可出自一医之手，故再就此分述之。

（1）以分析法阅读数医所治同一病证之多案：下举三案即可用是法阅读之。

〔案26〕　戊子初秋，先大人偶患左胁痛，服行气药，又服当归芦荟丸，旬日而愈，其时予未甚究心于医也。大人胁痛愈未数日，予偶拾箧中旧书，得《丹溪纂要》残编一叶，因取而观之，有"秘结"一条，分别实秘、虚秘，且云实热秘结则宜下利，虚秘因气虚不能传送，若误用硝黄等峻药下之，杀人如反掌。是日下午先大人向予说，大便偶秘，欲用大黄丸，予因见丹溪秘分虚实说，又思大人旬日内服疏导药已多，何以复秘？遂不用大黄丸。疑是血涩，用当归润肠汤数剂，不通；至次日，小便又秘，用蜜导等法，也不通；至第三日，加以腹胀，事愈急矣！予细察其大便欲解不解之状，润而不干涩，因思此非血枯，想是气虚不能传送，遂于当归等药中加参芪等补气之剂，才服一茶盅，停一时而大便即通且顺利，小便也通而清长矣。服此药数剂而全安。

补气药方：人参、蜜炙黄芪、当归身、白术（去芦，刮去皮，炒四味）各3克，炙甘草、广陈皮各1.5克，白茯苓（酒炒）、白芍、熟地黄各2.1克，川芎1.5克，生姜1片，大胶枣1枚（洗净去核），水1碗半，煎至七分温服。（《奇效医述·治大小便虚秘用补得效述》）

〔案27〕　缪希雍治唐震山，年70余。便燥结，胸中作闷，曰："此血液枯槁之候"。用大肉蓉90克，白酒浸洗，去鳞甲，切片，白汤三碗，煎一碗，顿时饮尽，大

便通，胸中快然……。缪曰："白苁蓉峻补精血，骤用反通大便，药性载甚明也"。（《历代名医老年病案评析·缪希雍广笔记》）

〔案28〕　刘××，男，72岁，1963年11月29日就诊。

五年以来，大便干结，多为球状，常服养阴润肠药。现大便仍干结，小腹不适，睡眠不实，易惊醒；脉右沉细涩，左沉弦细微数，舌正无苔；由肠液不足，转输力弱，非火结之证，治宜滋肝脾，益肾气，润肠。处方：肉苁蓉12克，女贞子9克，旱莲草6克，柏子仁9克，火麻仁12克，决明子6克（炒香），黑芝麻9克。由慢火煎1小时，取200ml，入白蜜一匙，和匀，分2次温服，连服5剂。

12月6日复诊：药后大便已不干，但次数较多，自觉通畅舒适，无其他不适感，食纳佳；脉右转沉滑，左沉细，舌如前。原方继服，2日1剂，再服5剂。同时，原方加茯苓9克，法半夏6克，广皮4.5克，以10倍量浓煎3次，再浓缩，酌量加蜜，收为清膏，每早晚各服9克，开水冲服。

12月27日三诊：自觉服膏子药不如汤药力大，大便同前，脉正常，舌淡无苔。继服膏子药，可加大剂量。在原基础上，再加一匙药膏和一匙蜜，继服。

1964年2月15日四诊：病情续减，脉舌无大变化。前方去决明子，煎服法同前，连服5剂，逐渐恢复。（《蒲辅周医疗经验·医案》）

上述三例为明代名医聂尚恒（字久吾）、缪希雍（字仲淳）与当代名医蒲辅周分别所治老年虚秘之证，分而读之，则难揭各自的独到之处，然若合而分析读之，即可悉揭各自的辨治关键如下述：案26系经治用当归润肠汤罔效而改用补气药方获得著效的，所用补气药方实乃明·薛己《正体类要》所出八珍汤加黄芪、陈皮而成，可见其证当为气血两虚而偏重于气衰，其时尚应兼有面黄、乏力、短气、苔白、脉沉细等见症；案27病情简单而又单纯，仅为肾精亏损之证，并非案语所谓"血液枯槁之候"，否则何以重用一味肉苁蓉而奏全功；案28远较前两例复杂，然见症虽纷纭迭出，但病机却不外脾肾阴耗，肠液不足，故治以滋养阴液，补益脾肾而获得痊愈。由此三例治验或可说明，老年性虚秘尚需明辨其虚在肝在脾或在肾，为精为气为血或为津，从而为之组方遣药提供确切的依据，其中因于肾阳或精血不足者，又无不可遣以肉苁蓉一药，这是因为苁蓉味甘性温，既能补肾益精，又可润肠通便，实为治疗此类虚秘的首选药味。

（2）以分析法阅读一医所治同一病证之多案：在阅读个人类综合性案著的某一病证所列数案之时，多需用及此法，现不妨举《丁甘仁医案·癃闭》所列三案说明之。

〔案29〕　王左，三焦者，决渎之官，水道出焉。上焦不宣，则下焦不通。以肺为水之上源，不能通调水道，下输膀胱也。疏其源则流自洁，开其上而下自通，譬之沉竹管于水中，一指遏其上窍，则滴水不坠；去其指，则管无余水矣。治癃闭不当如是乎。苦桔梗3克，带皮杏仁9克，赤茯苓9克，六一散9克（包），炙升麻2.4克，黑山栀4.5克，黄柏3克（盐水炒），知母3克（盐水炒），肉桂心0.6克（饭丸吞服），土牛膝根9克，鲜车前草汁60克（二味炖温冲服）。

〔案30〕　沈左，小溲频数，少腹胀痛。经云：下焦络肾属膀胱，别于回肠而渗入焉。此证少阴真火不充，太阳之寒水转为湿热所阻。少阴无火，故小溲数而不畅；太阳为湿热阻滞，故气不通而胀痛。法当暖脏泄热，冀火归其源，水得其道。拟滋肾通关饮。肥知母9克，川黄柏9克，肉桂心0.9克。

— 46 —

〔案31〕　朱左，中气不足，溲便为之变。小溲频数，入夜更甚，延今一载余，证属缠绵，姑拟补中益气，滋肾通关。炒潞党参4.5克，清炙草1.5克，云茯苓9克，陈广皮3克，川升麻0.9克，清炙黄芪6克，苦桔梗3克，全当归6克，生白术4.5克，生蒲黄9克（包），小蓟根6克，滋肾通关丸9克（包）。

以上三例又皆为近代名医丁泽周（字甘仁）诊治的癃闭之病，此病的病机不外脏腑气化不利与尿路阻塞之两端，合三案分析读之，恰从三焦分责脏腑气化不利之因，其中案29治从宣上兼通下，法主提壶揭盖，其证当属上焦肺热气壅，除应具有小便暴闭不通之外，尚应兼见烦渴欲饮，气促或咳嗽，咽干或便结，苔薄黄，脉浮数而有力等表现；案30治用通下清泄法，证乃下焦腑蕴湿热，抑遏肾阳气化之机，以致小便短赤灼热而艰涩难出，少腹胀痛，口渴少饮，舌根苔黄腻，脉滑数，右尺沉细等；案31治用补中兼通下之法，其证为中焦脾气亏虚，以致小便久癃，量少而不畅，少腹胀重或肛门下坠，纳果乏力，气短语微，舌体胖而多齿痕，苔薄白，脉细弱或细缓等。此三案实已将癃闭一病的寒热虚实、标本缓急等关系揭示无遗，唯在治法上，即使宣上或补中，也均佐以通下，并以用药主次分明，标本兼顾，变化灵活，配伍恰当为其一大特色，值得推荐仿效之！

2. 以分析法阅读治用同一方剂之多案　就治用同一方剂的多案而言之，运用本法阅读的目的主要在于了解和掌握某医遣施该方的经验，其中包括用于不同乃至同一病证的根据及其变化方法等，现特援引近代名医曹颖甫（名家达）《经方实验录·白虎汤证》所列他及他门人的三则验案一并说明如下。

〔案32〕　住三角街梅寄里屠人吴某之室，病起四五日，脉大，身热，大汗，不谵语，不头痛，唯口中大渴。时方初夏，思食西瓜，家人不敢以应，乃延予诊。予曰：此白虎汤证也。随书方如下：生石膏30克，肥知母24克，生甘草9克，洋参3克，粳米1小杯。

服后，渴稍解。知药不误，明日再服原方。至第三日，仍如是，唯较初诊时略安，本拟用犀角地黄汤，以其家寒，仍以白虎汤原剂，增石膏至60克，加赤芍30克，丹皮30克，生地30克，大小蓟各15克，并令买西瓜与食，二剂略安，五剂痊愈。

〔案33〕　江阴缪姓女，予族侄子良妇也。自江阴来上海，居小西门寓所，偶受风寒，恶风自汗，脉浮，两太阳穴痛，投以轻剂桂枝汤，计桂枝6克，芍药9克，甘草3克，生姜2片，大枣3枚。汗出头痛差，寒热也止。不料一日后，忽又发热，脉转大，身烦乱，因与白虎汤。生石膏24克，知母15克，生草9克，粳米1撮。

服后，病如故。次日，又服白虎汤，孰知身热更高，烦躁更甚，大渴引饮，汗出如浆。又增重药量为石膏60克，知母30克，生草15克，粳米2杯，并加鲜生地60克，天花粉30克，大小蓟各15克，丹皮15克。令大锅煎汁，口渴即饮。共饮三大碗，神志略清，头不痛，壮热退，并能自起大小便。尽剂后，烦躁也安，口渴大减。翌日停服。至第三日，热又发，且加剧，周身骨节疼痛，思饮冰凉之品，夜中令其子取自来水饮之，尽一桶。因思此证乍发乍止，发则加剧，热又不退，证大可疑。适余子湘人在，曰：论证情，确系白虎，其势盛，则用药也宜加重。第就白虎汤原方，加石膏至240克，余仍其旧。仍以大锅煎汁冷饮。服后，大汗如注，湿透衣襟，诸恙悉除，不复发。唯大便不行，用麻仁丸6克，芒硝汤送下，一剂而瘥。

〔案 34〕　友人郁祖安君之女公子，方三龄，患消渴病。每夜须大饮十余次，每饮且二大杯，勿与之，则吵闹不休，小便之多也如之，大便不行，脉数，别无所苦。时方炎夏，尝受治于某保险公司之西医，盖友人也。逐日用灌肠法，大便方下，否则不下。医诫勿与多饮，此乃事实上所绝不可能者。累治多日，迄无一效。余诊之，曰：是白虎汤证也。方与生石膏 12 克，知母 6 克，生草 4.5 克，粳米 1 撮。加其他生津止渴之品，如洋参、花粉、茅根之属，五剂而病瘥。顾余热未楚，孩又不肯服药，遂止服。越五日，旧恙复发，仍与原方加减，连服 15 日，方告痊愈，口不渴而二便如常。先后计服石膏达 250 克。

曹颖甫为近代经方家之一，以上三案便是由他运用白虎汤所治病例。白虎汤系仲景专为治疗阳明经证所出主方，凡具大热、大汗、大渴、脉洪大有力四项特征性表现的阳明经证，也即白虎汤证，即可投之以白虎汤及其加味方治疗之，然曹氏则认为"白虎汤证肠胃之实热"也，"或由于病者素体积热使然，或由于由寒化热使然，或竟由直受热邪使然，或竟合诸因而兼有之"（出自同书案 33 后之原"按"），故是证不拘于伤寒、温病乃至杂病，也不必悉具前述四大表现，关键乃在于有无肠胃实热之征兆，有者便是是证，便可用是方，以分析法读此三案，也正如是说也。案 32 便是由自身积热而酿成白虎汤证者，案 33 则是由桂枝汤证转为白虎汤证者，案 34 又是因中消而表现为白虎汤证者，病异证同，故治用一方而均获良效。

（二）综合法

此法除就有关多案的本身加以综合阅读之外，更重要的是参合书案者的医论、医话等著作而读之，这样势必有助于加强理解具体案例中的诊治经验、用药特点，甚或还可从中发现新的学术见解。如前举《经方实验录·白虎汤证》三案例，便是参合曹颖甫有关白虎汤证的论述来阅读的，从而使我们更好地把握他运用白虎汤的要点。又如阅读叶桂的《临证指南医案·风温》中的 10 则案例，若能结合他所著《外感温热篇》参通之，势必更容易就风温初起之证作出如下归纳：在病因病机上，只因外受之邪为风温，风为天之阳气，温乃化热而成，两阳相合，迅即熏灼，故而先伤上焦，无不以手三阴为其病薮；在症状上，也就多见身热、汗出、头胀、胸闷、咳嗽、脘痞、纳呆、咽痛、舌质边尖红、苔薄白或薄黄、脉寸口独大等表现；在用药上，喜用微辛微苦微凉之品，每多遣以桑叶、薄荷、连翘、杏仁、牛蒡子、桔梗、甘草等味，几乎不用菊花、银花，更不轻易配伍凉血之药，但却擅长随证加减，凡兼恶寒无汗者加葱白、豆豉，咳嗽者加象贝、马兜铃，口干咽痛者加花粉、射干，胸闷者加郁金、蒌皮、枳实，内有伏热或表热有入里趋势者加黄芩、栀子、芦根，气分炽热者加生石膏等。

实际上，读案的方法远不止于上述，只不过不再逐一赘述那些偶尔用及之法罢了。

第二节　读案的要点

读案应掌握哪些要点，必须做到心中有数，否则便可能浮光掠影，走马观花，甚或一无所获。至于读案的要点，根据前已述及的学习中医病案的意义、方法及其自身的内容、特点等情况，则不难归纳为如下四个方面。

一、寻找辨证的关键

中医临证的成败主要在于辨证，如何找出病案中的辨证关键，也就很自然地成为读案的一大要点。然而，每则中医病案特别是传统式中医病案的内容，除因具体患者及其所患具体病证的不同而不同之外，并因具体诊治者从其临证思路及其书案风格所作取舍而使之与其人其时其病的实际情况或多或少地存有一定的差异，在这一点上又以举要式传统直录中医病案表现得更为突出，这就给读案时寻找辨证的关键增添了一定的困难。有鉴于此，读案时要求我们应从顺反两个方面求索之，顺的方面就是按照案中所提供的主要脉症推导之，反的方面则根据案中所用方药特别是经连诊而有了效果的方药反证之，从而彻底地暴露出案中所内涵的辨证关键。现就以下案为例寻找之。

〔案 35〕 尹某，女，25 岁，昆明人。

1969 年春季，产后六日因右侧乳房患"急性乳腺炎"赴某医院就诊，经用青霉素等针药治疗，病情不减，又改延中医外科诊治，认为系热毒所致，当即投以清热解毒之剂，外敷清热消肿软膏，连用 5 剂，诊治 10 余日，寒热不退，右侧乳房红肿疼痛反而日渐增剧，遂延余诊视。

症见患者发热恶寒，清晨体温 37.4℃，午后则升高至 39℃左右，头痛，全身酸痛，右侧乳房红肿而硬，乳汁不通，痛彻腋下，呻吟不止，日不思饮食，夜不能入眠，精神疲惫，欲寐无神；脉沉细而紧，舌质淡而含青，苔白厚腻；此系产后气血俱虚，感受风寒外邪，致使经脉受阻，气血凝滞，后又误服清热苦寒之剂，伤正而益邪，遂致乳痈加剧。法当扶正祛邪，温经散寒，活络通络。方用麻黄附子细辛汤加味。附片 30 克，麻黄 9 克，细辛 5 克，桂枝 15 克，川芎 9 克，通草 6 克，王不留行 9 克，炙香附 9 克，生姜 15 克，甘草 6 克。

次日复诊：昨日连服上方二次，温覆而卧，数刻后则遍身染染汗出，入夜能安静熟寐，今晨已热退身凉，顿觉全身舒缓，头身疼痛已愈，右侧乳房红肿热痛减去其半，稍进稀粥与牛奶，痛苦呻吟之状已减。脉已不紧，沉细和缓，舌质青色已退而转淡红，苔薄白，根部尚腻。此乃证虽见效，然余邪未尽，气血未充，继从扶阳温化之法治之，方用茯苓桂枝汤加减。茯苓 15 克，桂枝 15 克，川芎 15 克，通草 6 克，细辛 3 克，炙香附 9 克，苡仁 15 克，附片 4.5 克，生姜 15 克。

连服二剂，右侧乳房红肿硬结全部消散，乳汁已通，眠食转佳，唯气血尚虚，以黄芪建中汤调理善后。连服四剂，诸证获愈。半月后，乳汁渐多，又能照常哺乳。（《古今救误·吴佩衡医案》）

经用上述方法阅读此案，即知这是一例叠经中西医治疗无效的产后乳痈之病，自转诊于吴氏处，仅三诊，易三方，每诊病减，终获痊愈，足证各诊的辨证无不恰到好处，无疑当求其辨证的关键之所在。实际上，在吴氏接诊之时，病情颇为复杂，本虚标实，本缓标急，尽管见有身热、头痛、右侧乳房红胀质硬剧痛、苔腻等一派实热之象，但在前医治从清解而病剧的揭示下，且不囿于西医之辨病，而是别具慧眼地抓住了疲乏无神、恶寒、舌质淡而含青、脉沉细等反映内寒的征兆，并结合患者为未满月的产妇之情况，果断地责其病机为形感外寒，复损阳气，气机不通，络脉瘀阻，可以说透过假象，逮得要害，及至二诊，随着病情的著减，不仅证明了前次辨证的正确性，且使病机趋于明朗，即假热之象俱去，虚寒之征旋即突出，加上局部病灶减而未消，遂断其证为阳虚气滞，血瘀湿停；至于三诊，只不过邪已去，正未复而已，无特殊，毋赘述。

二、揭示治法之常变

病证有简杂、兼夹、真伪之别，治法也就有常变之分，或常中有变，或变中寓常，故读案应当知常通变，以识各种变通之法。从而提高自己的辨证水平。如下案即可通过阅读揭其所用的变通治法。

〔案36〕 西乡吴某，偶患暑温，半月余矣。前医认证无差，惜乎过用寒剂，非但邪不能透，而反深陷于里，竟致身热如火，四末如冰。复邀其诊，乃云"热厥"，仍照旧方，添入膏、知、犀角等药，服之益剧，始来求治于丰（注：书案者雷丰之自谓）。诊其左右之脉，举按不应指，沉取则滑数。丰曰："邪已深陷于里也。"其兄曰："此何证也？"曰："暑温证也。"曰："前医亦云是证，治之无效何？"曰："暑温减暑热一等，盖暑温之势缓，缠绵而愈迟；暑热之势暴，凉之而愈速。前医小题大作，不用清透之方，恣用大寒之药，致气机得寒益闭，暑温之邪陷而不透，非其认证不明，实系寒凉过度。"刻下厥冷过乎肘膝，舌苔灰黑而腻，倘或痰声一起，即有仓、扁之巧，也莫如何！明知证属暑温，不宜热药，今被寒凉所压，寒气在外在上，而暑气在里在下，暂当以热药破其寒凉，非治病也，乃治药也。得能手足转温，仍当清凉养阴以收功。遂用大顺散（注：大顺散系由干姜、肉桂、杏仁、甘草共为末，每服6克，沸汤调服）加附子、老蔻。服一帖，手足渐转为温；继服之，舌苔仍化为燥，通身大热，此寒气化也，暑气出也。乃用清凉透邪法（注：此法为鲜芦根15克，煨石膏18克，去心连翘9克，竹叶4.5克，淡豆豉9克，绿豆衣9克，水煎服）去淡豉，加细地、麦冬、蝉衣、荷叶，一日连服二剂，周身得汗而热始退尽矣。后拟之法皆养肺胃之阴，调治匝月而愈（《时病论·夏伤于暑大意》）。

本案为回忆式传统中医病案，述证详尽，患者乃罹暑温之病，治用大辛大热的温通之法，实为变中之大变，究其原因，实因前医恣用寒凉之剂，以致气机闭塞，暑温内陷，寒在外，热在里，唯有先用热药扶阳驱寒，继以凉药清暑透邪，复借养阴之剂调理善后，才能收得全功。读罢此案，更说明了法变乃随证变，变法系与常法相对而言，就变证来看，它实为常法也。举一反三，其他变法也无不需要循此去认识它也。

三、剖析用药的特点

举凡具有丰富临床经验的中医师，无不在组方用药方面形成一定的特点，而这种特点又无不反映于相应的病案中，诸如刘完素擅用寒凉泻火之剂，朱震亨善遣滋阴降火之药……，皆可以从他们的病案中找到相应的例证，关键就在于读案时要善于发现并总结这类例证，这对于当前抢救名老中医的学术经验工作尤显得重要，唯此要点多般需要通过多案阅读才能加以总结。现举明·张介宾《景岳全书·杂证谟》的两则病案说明之。

〔案37〕 倪孝廉者，素以灯窗思虑之劳，伤及脾胃，时有呕吐之证，过劳即发，余常以理阴煎、温胃饮之属，随饮即愈。一日于暑末时，因连日交际致劳心脾，遂上为吐血，下为泄血，俱大如手片，或紫或红，其多可畏，急以延余，而余适他往，复延一时名者云："此因劳而火起心脾，兼之暑令正旺，而二火相济，所以致此"；乃与以犀角、地黄、童便、知母之属，药及两剂，其吐愈甚，脉益紧数，困惫垂危，彼医云："此其脉证俱逆，原无生理，不可为也"。其子惶惧，复至恳余，因往视之，则形势俱剧，第以素契不可辞，乃用人参、熟地、干姜、甘草四味大剂与之。初服毫不为动，次服觉呕恶稍止，而脉中微有生意，乃复加附子、炮姜各 6 克，人参、熟地各 30 克，白术 12 克，茯苓 6 克；黄昏与服，竟得大睡，直至四鼓，复进之而呕止，血也止，遂大加温补调理，旬日而复健如故。余初用此药，适一同道者在，见之惊骇莫测，其谓及："其既愈乃始，必服日向使，不有公在，必为童便、犀角、黄连、知母之所毙，而人仍归誉于前医，曰：'彼原说脉证俱逆，本不可治，终是识高见到，人莫及也'。"嗟嗟！夫童便最能动呕，犀角、知、连最能伤脾，时当二火，而证非二火，此人此证，以劳倦伤脾，而脾胃阳虚，气有不摄，所以动血，再用寒凉，脾必败而死矣，倘以此杀人而反以此得誉，天下不明之事类多，如此也何从而辨白哉！此后有史姓等数人皆同此证，余悉用六味四阳饮治之。此实至理而人以为异，故并记焉。

〔案 38〕 来宅女人，年近三旬。因患虚损，更兼喉癣疼痛，多医罔效。余诊其脉则数而无力，察其证则大便溏泄，问其始则皆退热清火之剂，然愈清火而喉愈痛，察之既确，知本非实火，而且多用寒凉，以致肚腹不实，总也格阳之类也。遂专用理阴煎及大补元煎之类出入，间用不半月而喉痛减，不半年而病痊愈。

反复读此两案，不难发现两者病证迥然，病机有别，一为吐血、便血并作之证，一为虚损兼及喉癣之病，一为脾胃俱虚，一为脾肾两亏，然所同者病性均属虚寒，治法皆用温补，其中两案都使用人参、白术、茯苓、炙草、干姜、熟地六味药（案 38 所用大补元煎含人参、白术、茯苓、炙草、熟地等，理阴煎含熟地、炙草、干姜等）。参阅张氏病案，还常用及附子（案 37 中也用此药）、大黄两味药，可以说使用频次较多的莫过于人参、熟地、附子、大黄四味药，无怪乎他自己曾称此四药"实乃药中之四维，病而至于可畏势，非庸庸所济者，非此四物不可"，并据此而誉人参、熟地为"良相"，附子、大黄为"良将"（《景岳全书·本草》"附子"条），可见善用此四药乃张氏临证的一大特点。尚需补充指出的是，张介宾虽以擅用温补著称于世，但也善施温下之法，这实是必须明确的一点。

四、探索失误的原因

凡在读及初治辄剧或久治无效的案例时，除应排除正常的"反跳"现象（如服用活血化瘀方药可使因瘀所致疼痛症状呈现暂时性加剧）和"瞑眩"反应（如服用白术附子汤与乌头桂枝汤两方可分别出现"如冒"、"如醉"之反应）之外，都需尽力找出和阐明可能存在的失误及其原因、环节等，以便从中吸取教训，引以借鉴。然索误的重点并不在于案中已明述的前医所误，如前引案 35、36、37，而在于案中所存在的自误，为此有必要专就后者援引一案说明。

〔案 39〕 张××，女，56 岁，工人。患者罹阵发性心悸、胸闷、胸痛已历两年之久，其间曾经心电图检查诊断为"冠状动脉供血不足"，近来发作较频，故于 1985 年 6 月 11 日延余诊治。

刻下闻声即惊,稍动则悸,并多发于三餐饭后,脘腹痞闷,纳食呆钝,大便不爽,精神困顿,形体肥胖,舌质暗红,苔白厚而腻,脉弦细。辨证为痰瘀互结,胸阳痹阻。治拟宽胸涤痰,活血化瘀。方用瓜蒌薤白半夏汤合血府逐瘀汤化裁。处方:瓜蒌皮 15 克,薤白头、法半夏、正川芎、川桂枝、桃仁泥各 10 克,炒赤芍、当归尾、红花各 12 克,丹参 30 克,10 剂,1 剂/日,水煎取汁,两次分服。

6 月 22 日二诊:药后心悸、胸痛发作趋频,余症依然,并增口干、嗳腐之表现,苔转黄燥,脉呈滑数,脉症合参,实属脾虚失运,宿食内停,治拟健脾助运,消滞通腑。处方:炙黄芪、云茯苓各 15 克,炒苍术、焦山楂、清半夏、广陈皮、焦槟榔、炒枳实各 10 克,净连翘、莱菔子各 12 克,建神曲 18 克,生大黄(后下)、川黄连各 6 克。5 剂,如前煎服。

6 月 28 日三诊:心悸、胸痛发作次数减少,程度减轻,神振纳启,大便畅通,苔薄腻,脉缓,继予原方加减出入而先后计服 10 余剂,并嘱其饭后散步活动,少食肥甘厚腻之品,诸症均趋缓解,追访半年,已明显减少发作。(《中医失误百例分析·内科病证失误分析》)

是案乃是一例首诊自误病例,这主要是因为首诊见症颇存一定的疑似之处,但若四诊合参,仍不难责其病机为脾虚停湿夹食。治当通补并举,所通者是为宿食、水饮壅滞的腑气,想不到的是,诊治者却被心电图检查结论以及胸闷、舌暗、苔白、脉弦等表现与肥胖之形体所惑,结果断其证为痰遏胸阳,瘀阻络脉,治仅立足于祛邪,方用通阳活血蠲痰之剂,非但更损其脾气,而且促使湿、食之邪迅趋燥化,幸而二诊及时改弦更张,才避免了病情的进一步恶化,可见按此要点来阅读病案,可不断地丰富我们的诊治经验。

总之,读案之要绝非学习和效仿案中所使用的一些华丽词藻乃至故弄玄虚之做法,相反的则立足于发掘和掌握案中所蕴藏的正反两方面的经验,正如当代著名中医学家姜春华教授所指出:"学医案不买椟还珠"。(《姜春华论医集·我的学习道路》)

第三节　读案的注意事项

欲读好专业性很强的中医病案,除需掌握前述方法和要点之外,并应注意下述事项。

一、应选好读本

古今中医病案著作数量甚多,不可能也无必要都加以阅读,这需要很好地进行选择,有计划地加以阅读,从而不走弯路,以收取预期的效果。具体地说,主要应从下述两种考虑去选择相应的读本。

1. 应按照学习规律去选择读本　学习的基本规律乃是循序渐进,选择中医病案读本无疑也应做到先易后难、先简单后复杂、先一般后特殊。具体到中医病案著作来说,何为难,何为易呢,似乎难以区别,实则不然,这是因为每则病案的案语部分的关键内容乃为脉、因、证、治四大环节,故其难易程度主要取决于此四大环节是否交代清楚,即交代清楚者为易,交代不清楚者为难,然难者经他人按、评而使之交代清楚者也为易，可见凡主要收录现代病历式与传统回忆式病案的著作以及虽主要收录传统直录式病案但已业经他人加按、评的著作均属易，反之即为难，前者如《全国名医验案类编》、《冉雪峰医案》、《柳选四家医案》等，后者如《印机草》、《张聿青医案》等。有关复杂与简单的区分问题，虽与具体案例的相应病情情况有关，但作为一本中医病案著作来说，所收案例的病情不可能划一，既不可能均为病情简单的案例，也不可能皆为病情复杂的案例，故其区分也基本类同于前述难与易，即据证析因出治交代清楚者为简单，反之则为复杂，可见前述易者多可隶属于简单之列，唯有收录举要式直录案例为主者则属复杂，如《未刻本叶氏医案》、《范文甫医案专辑》等。至于一般与特殊问题，则需结合中医理论特点而言之，即中医临床各科的理论无不立足于辨证论治，无不以中医内科理论为基础，况且内科病案的数量也是最多的，涉及面也是最广的，所以通常都应先读以内科病案为主的综合性病案著作，然后再读有关专科、专病类中医病案著作。

2. 应根据实际需要去选择读本 主要应根据所从事的临床科别、研究课题以及所遇到的实际问题等选择读本，如儿、妇医师可选择性地阅读《历代儿科医案集成》、《儿科临证验案》或《叶天士女科医案》、《女科医案选粹》等；又如从事仲景学说或肝病、脾病、肾病研究者，则可分别选择《经方实验录》、《伤寒论方医案选编》或《王旭高医案》或《李聪甫医案》或《邹云翔医案选》等案著攻读之；再如对某些疑难及久治无效病例颇感棘手者，则可分别选择《疑难病案百例选》、《中医失误百例分析》等案著研读之。

此外，还可参考前人的推荐意见选择读本，如当代名医姜春华教授即曾介绍他是经友人的推荐而先读《柳选四家医案》，继续叶桂、王泰林、张聿青、柳宝诒、王士雄、吴瑭等数十家案著的，并深有体会地向我们推荐："古今医案中，对我最有启发的要算孙东宿的《赤水玄珠·医案》、陈菊生的《诊余举偶》，此二书的辨证论治精神强，值得好好学习"。(《姜春华论医集·我的学习道路》)

二、应参案著者论著及学术特点而读之

如《临证指南医案·凡例》即明谓"看此案（著），须文理清通之士，具虚心活泼灵机，曾将《灵》、《素》及前贤诸书参究过一番者，方能领会此中意趣"，这就明确地要求读此案著者必须温习并熟悉此案著中每多用及的《灵枢》、《素问》及宋、元、明诸名家的学术观点，然后再读之，才能得其要领，核其奥妙。又如阅读《丁甘仁医案》，若能事先对"丁氏临证崇尚于六经辨证，并将它试用于杂病，但主要还是将它运用于包括温病在内的各种热病，师古而不泥古，活用经方，参用时方，熔经方、时方于一炉"（《现代中医名家学说·丁甘仁》）的学术观点及临床特点作一番研究的话，势必更有助于理解和掌握蕴藏于具体案例中的相应的诊治经验。

三、应扣临床实践而读之

据诸多名医总结各自成才的经验表明，几乎无不阅读大量的前人案著，而且无不紧扣临床实践而读之，或带着临床上所遇到的棘手问题而选读有关案著，或将读案时所学得的思路和经验及时用来指导自己的临床实践，特别应借助于触类旁通的途径，

启发灵感，开拓思路，进而解决实际问题，唯这种学以致用的读案方法又必须持之以恒，不断反复，只有这样，才能最终将各家案著中的所长加以融汇贯通而变成自己所长，从而使自己驰骋于临床，得心应手，左右逢源，成为新的一代名医。否则，纵然阅读大量案著，也只能依然故我。

四、应仔细认真地阅读之

读病案决不同于读小说，决不可以心猿意马，随意挑看，也不可以望文生义，不求甚解，相反地必须专心致志，仔细阅读，认真思考，务需掌握其中的内涵及其要点和特长，并弄清可能存在的不足乃至失误，一旦有了点滴体会、感想或疑问，即便不成条理，也应当及时做好笔记，正如《临证指南医案·凡例》所指出："就一门而论，当察其病情、病状、脉象各异处，则知病名虽同而源不同矣；此案用何法，彼案另用何法，此法用何方，彼法另用何方，从其错综变化处细心参玩；更将方中君、臣、佐、使之药，合病源上细细体贴；其古方加减一二味处，尤需理会；其辨证立法处，用标记志出，则了如指掌矣。切勿草率看过，若但得其皮毛而不得其神髓，终无益也"，尤不可"但摭拾其辞句，剿袭其方药，藉此行道，为觅利之计，则与余刻是书之一片诚心大相悖矣"！

（张笑平　夏名霞　徐国经）

第五章　中医病案的评析

评案是读案的延伸和深化。具体地说，评案是以读案为前提，以分析和综合个案或多案中所包含的诊治思路、关键、特点乃至教训等内容为手段，以符号与文字表述为形式。为了更好地评析中医病案，有必要再将它的方法、要点与注意事项逐一简介如下。

第一节　评案的方法

评案的方法很多，但又不外乎符号与行文两大类型。

一、符号评

即用圈、点等符号来表达评案者对具体案例中有关内容的看法。看法不同，符号不同。所用符号在竖写病案中系标于有关文字的右侧或上方，在横写病案中则标于相应文字的下方或右上角或左侧，唯其仅适用于个案的评析。此法系由明·江瓘在编纂《名医类案》时所创用，然其所使用的仅为黑点一种符号，迄至清·徐大椿评《临证指南医案》有关病案时，所用符号则达六种之多，具体为"、"、"·"、"○"、"※"、"——"、"×"，现结合具体案例而将它们的各自涵义分述如下。

1.　"、"标示案中重点之所在

〔案40〕　张，呕吐胀闷，虚中气滞。人参、茯苓、砂仁。（《临证指南医案·呕吐》）

〔案41〕　某，痛久入血络，胸痹引痛（血络痹）。炒桃仁、延胡、川楝子、木防己、川桂枝、青葱管。（《临证指南医案·胸痹》）

〔案42〕　朱，风温不解，邪结在肺，鼻窍干焦，喘急腹满，声音不出，此属上痹。急病之险笃者，急急开其闭寒。葶苈大枣合苇茎汤。（《临证指南医案·肺痹》）

从上引三案可知，"、"所标示的重点广涉见症（案40）、病机（案41）、治法及方剂（案42）等。

2.　"·"标示案中各环节的精妙之处

〔案43〕　施，脉沉弦为饮，近加秋燥，上咳气逆，中焦似痞，姑以辛泄凉剂暂解上燥。瓜蒌皮、郁金、香豉、杏仁、苡仁、橘红、北沙参、山栀。（《临证指南医案·咳嗽》）

〔案44〕　沈，风中兼泉，舌肿喉痹，麻木厥昏，内风也令阻窍，上则语言难出，下则二便皆不通调，考古人吕之膺每用芳香宣窍解毒，勿令壅塞致危也（胞络热邪阻窍）。至宝丹，四丸匀四服。（《临证指南医案·中风》）

在上引两案中，"·"所标示的精妙之处涉及辨证、设治（案43、案44）、遣方及议论（案44）等环节。

3.　"○"标示案中用方配伍恰当而有法度

〔案45〕　葛，疟久，舌白，泄泻，太阴脾伤，肌肉微浮，宜补中却邪，大忌消克

发散。○人参、草果、白芍、茯苓、煨老姜、炙草。（《临证指南医案·疟》）

本案久疟耗气损营，复加泄泻伐脾伤津，气阴两虚，中焦失运，其治本当补气敛阴，健脾助运，然一派甘柔之剂又恐助其疟邪，故在选用参、苓、草，与补气敛阴药的同时，又增草果、生姜温中健脾，截疟达邪，标本兼顾，补中寓攻，无怪乎徐大椿以"○"标示案中组方用药甚为恰当。

4."※"标示案中所用具体药物甚为精当

〔案46〕　张，脉右缓，湿着阻气。厚朴、广皮、煨草果※、炒楂肉、藿香梗、炒神曲。（《临证指南医案·湿》）

本例案语虽简，但仍不难看出其证缘由寒湿困脾使然，治当温中燥湿，可见"※"所标示的煨草果一药较之方中其他药物更为切中病机。

5."——"标示案中有关叙述欠妥

〔案47〕　张，57（岁），痱中经年，眩晕汗出，阳气有升无降，内风无时不动，此竟夜不寐，属卫阳不肯交于营阴矣。沉痼之证，循理，尚难速效，纷纷乱药，焉望向安？议用固阳明一法（胃虚阳升）。桂枝木、生黄芪、川熟附、炒远志、龙骨、牡蛎、姜、枣。（《临证指南医案·中风》）

本案中使用"·"、"——"二种符号，其中所用"——"标示案中所称"痱中"之病名与所用"川熟附"之药物皆欠妥，这是因为痱指风痱，中系中风，故痱、中两字不可连词而用作病名，这是其一；其二，因本证尚需兼用阴药而不可专事补阳，故在使用桂枝、生姜的同时，不可再用大辛大热的熟附子了。

6."×"标示案中所遣药物乃至整首方剂有错误

〔案48〕　某，血积痛痢，起于夏令，秋半不减，明是湿热滞于肠胃，久延面色消夺，右脉搏大，乃痢证所大忌。稍通积聚，兼以和血。酒炒大黄、川连、黄芩、丹皮、肉桂×、归身、白芍、生甘草。（《临证指南医案·痢》）

〔案49〕　朱，入暮腹痛鸣响，睾丸久已偏坠，春正下血经月，颜色鲜红，此痛绝非伤瘀、积聚，乃营损寒乘，木来侮土，致十四载之缠绵。调营培土，以甘泄木，散郁宣辛，节日戒欲，百天可效。×人参、炒当归、炒白芍、肉桂、炮姜、茯苓、炙草、南枣。（《临证指南医案·便血》）

上引两案皆标有"×"符号，唯案48仅指肉桂一药，案49则指所用整首方剂，究其原因，前者有碍湿热，后者更为痔血大忌。具体详情可参阅徐大椿就《临证指南医案》有关病证及其相应案例所作批语。

总之，评案所使用的符号及其涵义都是由评案者自行设计的，唯简便、明了、实用为宜，甚或可以上述内容为基础加以规范之，以免混淆不清，反而失却它所应具的意义。应该说，这种符号评乃是边读边评的有效办法，也是深化读案的必要措施，既可以为进一步行文评积累素材，又可以引起后学者注意，这也正是这里不惜占用篇幅而加以介绍的原因。然而，单纯的符号评也可能使人对其所作的某些褒贬感到茫然，不知真正缘由之所在，或可能因此而引出各种猜测，所以仍不得不经常求助于行文评，就连徐大椿在评析《临证指南医案》时也是两法兼用之，可见行文评仍是评案的最基本方法。

二、行文评

即以文字来表达评案者对具体中医案例中的有关内容所作注释、分析、提示、评价等意见，有话则长，无话则短，形式活泼，不受限制，并因其所书于原案的不同位置而进一步区分为眉批、夹注、按语、评介等不同的类型，其中眉批、夹注可用于评析各种书籍，而评案只宜于个案；评介也可用于评析各种书籍，而评案又主要宜于多案；按语则仅用于评析中医病案，且不限于个案或多案。

（一）眉批

即在被评案例的上方空白处批上寥寥数语，以表达评案者对该案或其一部分乃至某一点的看法。或褒，或贬，或申其意，或纠其错，或议病证，或评方药……，不一而足。现特援引徐大椿对《临证指南医案》"痢"、"脱"两门中各一案例所作眉批说明之。为书写方便，特将徐氏就两案所作的眉批，按其内容移书于案中有关段落之处，除前加"原眉批"之标题外，并均另起一行处理之。

〔案 50〕　沈，暑必挟湿，伤在气分，古称"滞下"，此"滞"字非停滞饮食，言暑湿内侵，腑中流行阻遏而为滞矣。消导、升举、温补、暑邪无有出路，胸痞、不饥、不食、黏腻未已，而肛门沉坠里结，三焦皆受邪蒸，上下浑如两截，延为休息痢疾，缠绵辗转，岂旦晚骤愈之病（暑湿热）。

原眉批：案语极明。

淡干姜、生姜、小川连、淡黄芩、人参、枳实。

原眉批：立方与案相反，何故？

〔案 51〕　陈，遗尿，目瞑口开，面亮汗油，阳飞欲脱，无药力挽，拟参附汤法，加入童便，图元真接续耳（阳脱）。

又：子丑为阴阳交界之时，更逢霜降，正不相续，后现脱象，进两摄阴阳方。参附汤加五味子。

又：阳回，汗止神苏，无如阴液欲涸，心热渴饮，姑救胃汁。人参、麦冬、五味、茯神、建莲。

又：肾真未全收纳，便溺自遗，无如咽燥喉痛，阳虽初面，阴气欲尽，难进温热之补，大意收摄真阴为治。

人参、麦冬、五味、熟地炭、茯神、远志炭、菖蒲根。

又：胃虚，客气上逆为呃噎，痰带血腥，咽中微痛，用镇摄法。人参、熟地、北味、茯神、青铅。

原眉批：此案共五方，皆似是而非，故病情反复，历历不爽，今特指明之，后之学者宜审焉。盖阳脱者非无阳也，乃阳气上越而不肯附于阴也，故欲止其汗，必用阴药以维系之，如真武汤，为亡阳之祖方，必重用白芍，此义显然，今纯用阳药，已属一偏；又不知即用纳阴之药，以致心热渴饮，又用麦冬、五味，以收火气入于肺中，尤为大忌，咽燥喉痛有由来矣；又不知急清肺胃，仍用生脉、熟地，补塞上焦，呃噎血腥，邪火不降，阴气不承，遂成败证，非凿凿可证者乎？观此一案，则此老于亡阳一证，也皆耳食之学耳。

从上引两案眉批来看，详略迥异，写法有别，案 50 立足全局，开门见山，两处所批一褒一贬，简单扼要，一语中的，引人深思；案 51 的批文不计标点符号，也长达 190 余字，从证涉药，条分缕析，甚至于就每一诊的见症及其用药阐其失误之因，说理甚明，指点迷津，使人豁然，当然其中也难免存有一定的偏颇之处，更何况此眉批竟占去原书中该案之后的三案之上端空间，说明此评析形式尚受方寸空间之限制，这就要求运用此评案形式时，尚应做到言简意赅，最好专就案中某一关键之处而发之，而且所用文字也需精练之。

（二）夹注

即在被评中医案例的正文字句之间加书注释或评论之类的意见，旨在析难释疑，以利于后学者学习与理解。此类夹注文字在案著出版时，均以小于正文的字体分两行印刷在被注之处，这里则改作简体小字单行横排印刷之。

〔案52〕　一老人饥寒作劳，患头痛，恶寒、发热表邪，骨节疼，无汗，妄语，时作时止前证俱属表邪，但时作时止，虚证可知，况一起妄语，又非阳明在腑，内伤可知。自服参苏饮取汗，汗大出而热不退。至第四日，诊其脉洪数而左甚，此因饥而胃虚，加以作劳，阳明虽受寒气，不可攻击，当大补其虚，俟胃气充实，必自汗而解：以参、芪、归、术、陈皮、炙甘草，每帖加附子一片，一昼夜尽五帖。至第五日，口稍干，言有次，诸症虽解，热尚未退，乃去附，加乌药。又两日，渐思食，精爽，间与肉羹。又三日，汗自出热退仍以汗解，脉虽不散，洪数尚存，朱（注：朱指朱震亨，下同）谓此洪数当作"大"论大则为虚，年高而误汗，此后必有虚证见，又与前药。至次日，自言病以来，不更衣凡十三日矣，今谷道虚，坐进痛，努责如痢状不堪，自欲用大黄、巴豆等剂，朱曰"大便非实闭，乃气因误汗虚不得充腹，无力可努认证精确，仍用前补药，间以肉汁粥及锁阳粥与之一日半，浓煎椒葱汤浸下体外治法也佳，方下大软便块不结硬五六枚。诊其脉仍未敛，此气血仍未复论脉妙，又与前药两日，小便不通，小腹满闷，颇苦，但仰卧则点滴而出，朱曰"补药未至目光如电"，于前药倍加参、芪两日，小便方利。又服补剂半月而安。（《名医类案·内伤》）

〔案53〕　朱丹溪治一人，天明时发微寒，便热至晚病盛于阳，两腋汗出，手足热甚四肢为诸阳之本，则胸满拘急，大便实而能食邪热可知，似劳怯病者虚损之甚，也作寒热，脉不数，但弦细而沉此张子和谓"为有积之脉"，询之因怒气而得，但用大柴胡汤；唯胸背拘急不除，后用二陈汤加羌活、防风、红花、黄芩治之。（《续名医类案·寒热》）

从上引两案的夹注可知，此形式甚为灵活，可根据评案者的需要随时随地加注之，所注内容广涉症状、舌象、脉象、病机、治法及药后反应等，发其未述，补其未备，或申原案之内涵，或弥原案之不足，其结果势必启后学之思绪，不失为一种行之有效的评案形式，唯其措词用语务需精当，忌拉杂，缺点则在于不能从整体评析之。

（三）按语

或称按、述评、分析等，主要是专就具体案例的辨治全过程或其中的某一二个环节乃至一二味药物抒发评析性意见，可由他人或书案者本人撰写，并用于个案与多案，唯其均置于原案之后而已，即不脱离原案而存在，否则便成为后面所说的评介。且引四案说明如下。

〔案54〕　朱某，男，40岁，工人。

1990年3月10日初诊。自去岁长夏以来，肠鸣漉漉，脘胁胀满，大便溏薄，多夹黏液，每因阴雨天变、骤食荤腥、恼怒抑郁、过度劳累而加剧，剧则左侧胁腹阵阵隐痛，痛则急欲登圊，泻后即觉畅快，移时依然如故。在外院曾作多种有关检查，均无异常发现，西医曾诊断为"脾曲综合征"、"变态反应性结肠炎"，屡进中西药物而乏效，近又因情绪烦闷而加剧。刻下除前述症状之外，并兼身重乏力，口黏纳呆，偶欲呕恶，小便清长，舌体胖，质淡红，苔白腻，脉濡细，左弦右缓，审症参脉，当为肝强脾弱，水饮留肠，方宜痛泻要方合苓桂术甘汤加味。药予：炒白芍 16 克，川桂枝、茯苓、白术、青陈皮、姜半夏、佩兰叶、炒苡仁、白扁豆、广木香、炙甘草各 10 克，防风 6 克。5 剂，每日 1.5 剂，水煎取汁，3 次分服，并嘱调精神，勿劳累，节饮食，尤忌生冷及滋腻之品。

3 月 14 日二诊：药后诸症若失，然昨日进炖鸡一只，诸症复燃，苔脉如前，原方去扁豆，加藿香梗、炒建曲各 10 克，10 剂，如前煎服，嘱其务必注意忌口。

3 月 21 日三诊：药证并行不悖，苔转薄白，脉呈弦细，原方去藿香梗、佩兰叶，加白豆蔻（后下）6 克。10 剂，每日 1 剂，水煎取汁，早晚分服，此后病情趋于稳定，守原方增损，连服 20 剂，再改用逍遥丸并参苓白术丸善后，随访至今未再复发。

按：《景岳全书·泄泻》曾谓"泄泻之本，无不由于脾胃"；《杂病源流犀烛·泄泻源流》也称"湿盛则飧泄，乃独由于湿耳，不知风、寒、热、虚虽皆为病，苟脾强无湿，四者均不得干之，何自成泄？是泄虽有风、寒、热、虚之不同，要未有不源于湿者也"。所以临证治泄泻多健脾化湿，本例也不例外，唯其脾弱又源于肝强，这便是选用加味苓桂术甘汤的基础上复加痛泻要方之由，药证合拍，守方坚持，即便病情缠绵，岂有不愈之理？然注意饮食调理，又是治疗泄泻的一大关键（安微中医学院学报 1990；3：30）。

〔案 55〕 神志不清，自言自语，起坐无常，瘛疭失度，脉形小滑，舌苔白腻，此痰热内郁心包，无路可出而作心风也，久久归入癫痫，毋忘。导痰汤苓、夏、枳、星、梅、橘、姜、草。加菖蒲、远志。另加白金丸。

诒按：病情已属癫证，再加犀角、龙、牡等清镇之品，似更得力（《柳选四家医案·继志堂医案》，下两案出处同此）。

〔案 56〕 阳明之脉环于唇，唇起红筋，即发牵动而厥，厥醒吐沫，咳血鼻衄，二便失调，脉弦滑数，显系胃有积热，动血生痰，又被肝火所冲击，乃痫证之根，毋忘。六味丸加川贝、石决明。另虎睛丸虎睛 1 对、制军 30 克、远志 15 克、犀角 30 克、黑栀 30 克，蜜丸，每服 21 粒。

诒按：既曰"胃有积热"，似非六味所能胜任，且方中如萸肉之酸温，也宜避去。

又按：积热者，蓄积之热也，与积滞之积不同，虎睛丸中大黄、黑栀，即为泄热而设。

〔案 57〕 痫证之因，未有不由乎龙雷之火上升，此更有湿热之痰，从而和之为患。六味丸加龙齿、石决明、橘红、黑栀、川贝、川连、竹茹。

诒按：连读痫证数案，皆以六味丸为主，查六味为通补三阴之方，先生习于《内经》"重阴者癫"一语，谓痫证必夹龙雷之火而以滋水柔木为主，故用药如此。其实痫证有因于胎惊者，有因于先天阴虚者，也有因于惊痰内扰者，当随所因而治之，非初可执一端以论之。

综观上引四案的按语，长短不一，各有千秋，其中案 54 为诊治者自按，重在引经据典而析其辨病机、出治法、遣方药、嘱宜忌之缘由。案 55～57 则由他人分按并合按，虽寥寥数语，却阐其病机、方药之未逮。总此四则按语，皆不失画龙点睛之妙，相比之下，即使某些偏重于方义分析的按语相形见绌，实则诸如党参健脾、黄芪补气

— 59 —

之类的分析，乃为一般的常识，以此充作按语，未免占用篇幅并浪费读者的宝贵时间，然若确系独到之用药，又当不惜笔墨剖析之。

（四）评介

此系评案者对为数较多的有关病案所作评价、剖析之类论文，但未必援引被评案例的原文。这里所谓的有关中医病案，乃指这些病案或出于同一医家之手，或主用同一治法乃至同一方剂，或属于同一病证，即它们之间必在某一点上共涉同一个问题。由此也就很自然地回到了第四章所言多案的读法，即分析与综合两种读法，评介这一评案形式就是将运用这两种方法读案后的认识、感触、体会乃至发现加以深化并笔之于书的，唯其多为分析与综合的融汇，只不过其时各有所侧重而已。实际上，对于多案中某些具有小样本意义的数据，评介还常常使用统计的方法。为了进一步说明如何就多案进行评介的问题，有必要结合具体例证，再从案出一医与数医的角度详述之。尚需指出的是，评介多为大块文章，为节约篇幅且不影响效果计，故在举及例证之时，也就只述其所用方法及其所得结论。

1. 评介数医之多案　从见诸文献的资料来看，被评介的多案多属同一类或同一种病证者，尚乏治用同一法或同一方者，这里特就前者举两例说明之。

（1）评介数医所治高血压病之多案：被评介的医家乃为当代名医冉雪峰、沈仲圭、张耀卿、蒲辅周、岳美中、李斯炽、严苍山等，运用的方法也无非是纵横交错的分析与综合，结果发现治本病不外乎育阴潜阳息风、平肝清热、温阳利湿、育阴清热、和胃化痰、平肝潜阳五大治法。其中育阴潜阳息风法，宜于治疗阴虚肝失涵养，肝阳肝风上扰之证，方用玄麦地黄汤或杞菊地黄汤加减，可酌加石决明、龙骨、牡蛎、代赭石、钩藤、蒺藜等；平肝清热法宜于治疗肝郁生热，肝阳内动之证，方用四物汤加减，可酌加丹皮、栀仁、菊花、桑叶、草决明、夏枯草等；温阳利湿法，宜于治疗阳气虚，湿邪内积，化生痰浊，阻于中焦之证，方用附子汤及十味温胆汤加减；育阴清热法宜于治疗肝阴亏耗，肝阳偏盛，化为风火上扰之证，方用增液汤加减，可酌加龙胆草、黄芩、连翘、薄荷、丹皮、栀仁等；和胃化痰，平肝潜阳法，宜于治疗肝阳上扰，痰浊中阻，胃失和降之证，方用温胆汤加减，可酌加沙参、石决明、蒺藜、菊花、钩藤等（《现代著名老中医临床诊治荟萃·高血压诊治荟萃》）。

（2）评介数医所治老年厥证之多案：收集明清八位医家所治本证的九则案例，也藉上述方法从中引出了本证的病机多为气夹痰厥，病因多缘由精神刺激（4例）或饮食不当（3例）使然，救治方法除断为热厥的1例之外，余皆使用吐法，或刺激咽部探吐之，或以药物催吐之，或两者兼用之，旨在促使内积的痰饮、宿食之邪排出体外，以使病情速趋缓解。综其诊治经验表明：是证是可以预防的，关键在于精神愉快与饮食得当两个方面；辨证千万莫忘气乱、痰逆与食滞三个方面，即使属于虚证，也无不夹有实邪；救治更不可拘泥于老年体虚而不敢使用吐法，吐法实为救治本证不可忽视的重要措施。（《历代名医老年病案分析·厥证》）

从上引两则评介可知，只要从不同的角度对多案加以分析与综合，无不可以为临证总结出颇具一定指导意义的诊治规律。

2. 评介一医之多案　从现有资料来看，主要可从下述三个方面评介之。

（1）评介一医所治不同病证之多案：如有人通过收集《东垣试效方》、《兰室秘藏》、《脾胃论》、《名医类案》、《续名医类案》等书中所载金·李杲诊治的不同病证之多案，并经分析与综合后发现，李氏的诊治特色主要在于：辨脉细致入微，出治多本《内经》，用方擅长补中升阳，遣药讲究君臣佐使之配伍关系（中医杂志 1984；4：244）。又如有人通过分析并综合清·王士雄《王氏医案》所载诸案后认为，王氏治伤寒师古而不拘一格，治温病与杂病则反对一味温补，主张重在凉润清解，处方不落俗套，用药清轻灵活。（浙江中医药 1979；7：232）

从上述两则评介又足以说明，纵属众所周知的历代名医，倘能据其所诊治的具体案例总结之，实是进一步发掘和丰富他们的学术经验而不可缺少的一种有效手段。

（2）评介一医治用同一方剂之多案：如当代名医金寿山曾就他自己运用甘麦大枣汤为主方所治五则案例进行纵横交错地剖析，说明他使用该方的重点乃在病机无不责于阴血不足，而病证却可分属癫痫、失眠、心悸、焦虑、筋惕肉瞤等，其中以失眠、心悸为主者，可加枣柏仁、远志、茯神、夜交藤、丹参等；症见拘挛、瞤动、抽搐者，则重用白芍、甘草，并加阿胶、枸杞、鸡血藤、桑寄生、钩藤等；病属癫狂、梅核气者，又当加用枳壳、陈皮、半夏、茯苓、石菖蒲及指迷茯苓丸、白金丸等；兼见明显的阴伤表现者，可加生地、玉竹、石斛、玄参等；兼见气虚表现者，可加参、芪……，可见本方并非专为"脏躁"一证所设，只要紧扣方义，灵活加味，即可移用于治疗诸多相关病证（上海中医药杂志 1983；6：9）。基于此则评介需要指出的是，只有不断地分析、综合临床诊治验案，才可能将诸多的感性认识上升为理性认识，以发展固有的学术理论。

（3）评介一医所治同一病证之多案：现特援引古今三位医家对《临证指南医案》有关病证的多案所作三则评介加以说明。

一为今人陈幼清氏曾就该书中"胃脘痛"一门 44 则案例作有一则评介，该文归纳所有案例的证候无不分属肝木犯胃、土虚木贼、气机阻滞、瘀阻胃络、肝胆郁热、饮浊凝聚六种证型，而从辨属于肝木犯胃型的八则案例来看，其主证不外乎脘痛如束，或痛引背胁、胸痞，干呕或气冲呕吐，并兼周身掣痛等；治法都不离于疏气解郁，调肝和胃；主方多用金铃子散，并灵活加减之，偏于寒者加吴萸、良姜等，偏于热者加焦栀、香附等，夹痰者加半夏、茯苓、橘红、厚朴等，郁甚者加柴胡、乌药等，然若浊气上据而见胀痛不休、逆乱不已、寒热烦躁、面赤汗出等表现者，则改用半夏泻心汤去枣、草、芩，并加枳实、姜汁等；若肝厥气攻乘络而见胃痛若嘈、痛引背胁、头眩麻木、足胫发冷等症状者，又当改用阿胶、地黄、枸杞、茯苓、桑寄生、石决明、石斛等（浙江中医药 1979；5：17）。本则评介不仅总结出了清·叶桂对于胃脘痛一证的总体认识及其对肝木犯胃一型的诊治规律与用药大要，而且进一步说明了就前人所遗留的大量案著进行分门别类评析的必要性与重要性。

二为叶桂的门人邹滋九以及与叶桂生活于同一时期的名医徐大椿为该书"遗精"一门 40 则案例曾各作有一则评介，其原文具体如下述。

邹氏的评介为：遗精一证，前贤各有明辨，其义各载本门，兹不复赘。大抵此证，变幻虽多，不越乎有梦、无梦、湿热三者之范围而已。古人以有梦为心病，无梦为肾病，湿热为小肠、膀胱病。夫精之藏制虽在肾，而精之主宰则在心，其精血下注，湿热混淆而遗滑者，责在小肠、膀胱，故先生遗精一证，也不外乎宁心益肾、填精固摄、清热利湿诸法。如肾精亏乏，相火易动，阴虚阳冒而为遗精者，用厚味填精，介类潜阳，养阴固涩诸法；如无梦遗精，肾关不固，精窍滑脱而成者，用桑螵蛸散填阴固摄，及滑涩互施方法；如有梦而遗，烦劳过度，及脾胃受伤，心肾不交，上下交损而成者，用归脾汤、妙香散、参芪膏、补心丹等方，心脾肾兼治之法；如阴虚不摄，湿热下注而遗滑者，用黄柏草薢、黄连苓泽等，苦泄厥阴郁热，兼通腑气为主；如下虚上实，火风震动，脾肾液枯而为遗滑者，用二至百补丸及通摄下焦之法；如龙相交炽，阴精走泄而成者，用三才封髓丹、滋肾丸、大补阴丸峻补真阴，承制相火，以泻阴中伏热为主；又有房劳过度，精竭阳虚，寐则阳陷而精道不禁，随触随泄，不梦而遗者，当用固精丸升固八脉之气；又有膏粱酒肉、饮醇厚味之人，久之脾胃酿成湿热，留伏阴中而为梦泄者，当用刘松石猪肚丸清脾胃蓄之湿热。立法虽为大备，然随证之生心化裁，存乎其人耳。

徐氏的评介为：遗精之法，固不外乎填精镇心，本无神妙方法，俗医往往用温热及黏腻等物，必至伤人，此老全不犯此，但此证总有伏邪为患，如火如痰，如湿如风，不能搜剔余邪，兼以调和脏气，委曲施治，方无变病，一味安神填肾，犹多未尽之理也。

比较上述两则评介，不难发现前者侧重于全面总结叶氏诊治遗肾一证的大法，虽不出古训，但又自成系统，而且源流分明，颇具心得；后者则着重于申其未尽之理，点其不足，补其未备。彼此参照，也就全面而又贴切了。

至此，尚需指出的是，既然篇名谓之方法，何以内用标题皆为形式，岂不自相矛盾，实则不然，即每一种形式无不涉及具体的方法，唯其中又以行文评特别是评介与按语这两形式更为重要而又常用。

第二节 评案的要点

评案的要点，无疑比读案的要点更深入一步。概括起来，又不外乎以下八个方面。

一、提要

系为案例廓清纲领，揭示要点，以使读者不至于"身在庐山而不识其真面貌"。

1. 为个案提要 且举下案说明之。

〔案 58〕 庄××，男，39 岁。因坏疽性阑尾炎穿孔施行阑尾切除及腹腔引流术，术后一周体温持续在 38℃～38.7℃，大便一天约 20 余次，里急后重，泻利不爽，左下腹饱满，伴有明显压痛，局部肌紧张，并可扪及 10cm×8cm 边界不甚清楚之块物；直肠指检左前壁饱满感伴压痛；WBC $22×10^9/L$，中性 0.9；临床诊断为阑尾炎后肠间隙残余感染、盆腔脓肿形成；应用大剂量广谱抗生素及直肠内金黄散、温藕粉保留灌肠无效而停用抗生素，改投中药内服。察其舌质淡，苔薄腻而腒；诊其脉濡细带数，84 次/分；此脾阳不足，湿热下注为患；拟温运健脾，清热利湿排脓，寒热兼施。予：熟附块 12 克（先煎），焦白术 12 克，生米仁 12 克，败酱草 15 克，红藤 15 克，制大黄 9克，地锦草 30 克，凤尾草 15 克，川连 3 克，姜半夏 9 克。

九剂后，体温恢复正常，左下腹肿块缩小一半，大便次数由 20 次/日减少至 2 次/日，再投原方。12 天后，肿块基本消失而出院。（《著名中医学家的学术经验·赵恩俭》）

本案例乃为素体脾阳不足而患湿热互结之证，本虚标实，寒热错杂，故治用加味薏苡附子败酱散，寒热并举，虚实兼顾，药证相吻，仅两诊即告全愈，这便是案中要点之所在。由此可见，本案的提要当为：本例乃为阑尾切除及腹腔引流术伤及脾阳之体，因患盆腔脓肿所成湿热互结之证治，用加味薏苡附子败酱散之验案。

2. 为多案提要 多案莫过于案著，本书第一章所介绍的清·俞震编纂的《古今医案按》之书，收案多达 1060 余则，实为专注类合编案著之最，要为该案著提要，颇需费一番心血，而本书的上海科技出版社 1959 年版原为我们提供了一则简单扼要而又十分得体的提要，为便于学习，特引录如下：

本书选辑历代名医医案，至清初的叶天士为止，按症列目，共计 10 卷，卷 1～8 为内科、杂病，卷 9 为女科，卷 10 为外科和幼科，搜罗颇备而选择较严，多系辨证详明，论治卓越，足以示范者。其有同病异治，或疑似之病，俞氏按语必分析研究，或汇合参照，明确指出鉴别诊断和处方施治的关键所在，使读者透彻理解，临床时不致犹豫，而适当地掌握好治疗规律。

本书可供一般临床医师的参考。对于学习中医者，并可起一定的指导启发作用。

二、勾玄

即勾勒案例中的微妙之处，以利读时领悟和掌握。

1. 为个案勾玄 需要勾玄的个案，多为病情复杂乃至似是而非，然却以某法某方出奇制胜的治验，下案便是这方面的例证。

〔案 59〕 邹某，男，38 岁，干部。

1990 年 4 月 24 日初诊。干咳经年不愈，一个月前曾经胸部 X 线摄片检查为"肺部轻度感染"，叠经中西医治疗罔效，迄今仍觉胸宇不开，时时干咳，舌质红，少苔，脉沉细，其证酷似肺热未尽，阴液耗伤，然查前医处方无不治从养阴清肺，何以无效，不得不复审其脉症，其脉重按弦滑，再察其目窠似有卧蚕之状，而详询病情又得知其时尚兼有背冷如掌大，久咳可咯出少量泡沫状痰涎，于是断其证为痰饮为患，治用《金匮要略》苓甘五味加姜辛半夏杏仁汤加味。药予：干葛 30 克，桂枝 10 克，白芍 15 克，白术 10 克，干姜 6 克，细辛 1.5 克，杏仁 10 克，瓜蒌仁 10 克，炙甘草 15 克，法半夏 10 克，茯苓 10 克，鹿角霜 10 克。3 剂，水煎服，如药后呛咳，即停药。

4 月 28 日二诊：药后非但未见呛咳，而且干咳著减，胸宇顿开，背冷消除，唯苔脉仍如前述，故而再予原方去鹿角霜，加桑白皮 10 克，5 剂，水煎服。

5 月 4 日三诊：经服上药，诸症霍然，为巩固疗效，再予原方去干姜、细辛，加玉竹 10 克，百合 10 克，10 剂。追访未复发。（广西中医药 1991.6：259）

本案乍看显系一派肺阴耗伤之表现，何以治用苓甘五味加姜辛半夏杏仁汤加味而获得著效呢？其中的微妙之处，引人深思，力求索明。几经推敲，即可为之勾玄为如下四点：一是辨证善于捕捉关键之处，即紧抓其人"背冷如掌大"这一关键性症状，兼参其时尚具目窠下似有卧蚕状，久咳咯有泡沫状痰涎，脉象重按沉弦这三点表现，遂断其证为痰饮作祟；二是设治善于权衡标本利害，即其人虽有肺阴耗伤诸见症，然因痰饮作祟之表现实为其时之要害，故重在化痰饮为先，次在养肺阴为继，主次分明，秩序井然；三是遣方善于配伍，为了加强化饮而又不至于燥烈伤阴，故在主用苓甘五味加姜辛半夏杏仁汤的基础上，既增用鹿角霜、桂枝、白术三药，又加伍大剂量葛根、白芍、蒌仁三品，并藉桂、芍等协调阴阳，如此配伍，恰可用其利而弃其弊，扬其长而避其短；四是遣药善于阐发仲景之经验，苓甘五味加姜辛半夏杏仁汤乃是仲景为治疗痰饮咳嗽而创制的系列方之一，而清·陈念祖早就总结出了并遣姜、辛、味三药乃是此系列方的用药之关键，尽管其人肺阴已伤，但却不去细辛，然又授之于小量，并著增北五味之用量，既保留三药相合开阖肺气的作用，又避免了燥化伤阴之弊端，从而淋漓至尽地发挥仲景的这一经验。

2. 为多案勾玄　综观诸多案著的序文，无不包含有勾玄的内容，犹如当代名医姜春华教授为《中医失误百例分析》之案著所书序文谓之曰："纵观是书之内容，字里行间实事求是，不尚浮夸，唯图惩前毖后，多针砭之言，秉笔直书，无掩过饰非之意，治疗谨严，令人心折。所选病例，无不翔实记录正、误两种治疗经过，尔后循经据典详加分析，穷失误之原委，举成功之所以，所论又广涉脏腑经络、病因病机、四诊八纲、辨证辨病、治则治法、处方遣药、调护摄养等。"此段勾玄，堪足为我们学习。

三、举长

即列举案例中辨治全过程的独到之处，这与勾玄似乎类同，实则两者同中有异，异中有同，为了使举长有别于勾玄，特将所举之长局限于他案或他案著通常都不具有的诊治经验。

1. 为个案举长　且引下案剖视之。

〔案60〕　宁波江北岸巨贾徐祖荫，正在壮年。乙亥年秋，远道自沪来诊。自云："在海上经营棉纱事业，行情变化早晚莫测，操劳忧虑，心神交瘁，久之，酿成失眠，往往终宵不能合目。西药疗治，可取眠数小时，然梦魂颠倒，过后益增疲乏。今岁入夏以来，失眠变本加厉，历经医治罔效。自8月14日起，至今已达三夜还未入睡，头脑懵懵，衣不知热，食不知味，幸先生诊之。"余视徐君，面虽㿠白，而神采飞扬，谈笑自若，双目隐隐现红丝。脉之，两关均延长，舌边有青纹。笑谓徐君曰："前医用药，得毋一派归脾、天王补心、酸枣仁汤等益血安神之剂乎？彼非是药不用，尔非是药不服，迎合富贵人家心理，古今同慨！察子之疾，形气有余，脉气也有余，何可犯实实之戒？"仲圣对失眠之实证未出治法，唯有王清任氏制血府逐瘀汤一方，深合盛者责之之义。盖诸种疾病，不涉乎气，即因乎血，而气血之虚实可以从脉舌得之。徐君壮年，血气方盛，两关脉弦长，舌边有青纹，可知是瘀结为患。血府逐瘀汤中，桃仁、红花、当归、川芎、牛膝均散瘀活血之品，用以为君；佐以四逆散与生地解郁行气，取气行则血行之意，符合《内经》"疏其血气，令其条达，而致和平"之旨，原方有桔梗，余之经验去桔梗加参三七更增逐瘀之力。处方：桃仁12克，红花9克，当归9克，川芎9克，淮牛膝9克，参三七9克，大生地9克，柴胡6克，京赤芍9克，炒枳壳6克，炙甘草3克。一服后，即夜卧贴然；连服15剂，未见再发，乃回沪。

后此二月，徐君复来诊治，言旬日来又苦失眠，但不若前此之甚。余察其脉，两关仍弦，依然实证也。因有头痛目赤、胁胀等肝火上炎征象，改用龙胆泻肝汤。处方：黄芩9克，龙胆草4.5克，小生地9克，泽泻9克，车前子9克，生甘草3克，柴胡6克，黑山栀9克，当归6克，木通6克。

上方共服5剂而夜眠全安，肝火上炎征象也除，按柯韵伯云"肝火旺，则上走空窍，不得睡"，盖平人夜卧，魂归于肝，今木火升腾，则不能藏其阳魂，以故不寝，用龙胆泻肝激发其龙雷之火，卧自宁矣。（中医杂志 1963；7：15）

有关失眠一证，尽管《内经》早就提出了"胃不和则卧不安"（《素问·逆调论》）以及"补其不足，泻其有余，调其虚实"等见解，明·张介宾又创痰火说，清·王清任遂首创从瘀血治用血府逐瘀汤，但大多数医籍论因于内伤所致者，仍以虚证为主，就连 1985 年出版的《实用中医内科学·不寐》，也竟然未涉血瘀之因，这就不能不算作一件憾事。由此便不难为本案举长为如下两个方面：一是两诊皆能抓住关键性表现而将所患失眠之证分类于不同原因所致实证，分采不同的方药使这一顽疾迅即治愈，其辨治之经验，颇具拓展视野，开启思绪之意义；二是在运用血府逐瘀汤及参三七治疗失眠一证方面，学验俱富，深有体会，值得后学者学习之。

2. 学多案举长　如为《岳美中医案》诊治石淋之多案举长，通过综合各案的诊治经验即可发现，虽然辨证施治十分灵活，但又常用八正散、石韦散、猪苓汤等方，其中湿热蕴结膀胱较甚者用石韦散加减，较重者用八正散出入，伤及阴络者用猪苓汤增损，而且特别喜用金钱草，多重用为 120 克左右，甚或用至 210 克，这与岳氏一贯倡导的辨证论治与专方专药相结合的辨治方法恰相吻合，实是该证乃至整个该案著的独到辨治经验之所在。又如本书第四章第三节曾述及《丁甘仁医案》不论诊治伤寒或温病、杂病，无不用六经归其证候，其中不少案例还成功地或借经方治温病，或用时方治伤寒，以其临床实践开创寒温统一之先河，另外用药又多轻灵，以上这三个方面，便是这部案著应举之长。

四、揭短

即揭示案例中的不足之处，为与后述析误、纠错相区别，这里的不足仅限于辨治或表述方面的欠缺。

1. 为个案揭短　本章第一节所举案 47 标示"——"符号处，皆为揭短之例证。现不妨再举清·柳宝诒就《柳选四家医案·静香楼医案》两则病案揭短的情况推敲之。

〔案 61〕　形伟体丰，脉得小缓。凡阳气发泄之人，外似有余，内实不足，水谷之气不得阳运，酿湿下注而为浊病，已三四年矣。气坠宜升阳为法。非比少壮阴火自灼之病。菟丝子、茴香、车前子、韭子、蒺藜、茯苓、覆盆子、蛇床子、黄鱼骨，捣丸，每服 15 克。

诒按：此证当以脾土为主，但与温养下元，尚非洁源清流之道。

又按：此与相火下注者不同，故用药如是。

〔案 62〕　劳郁交伤，营卫不和，胸中满痛，时有寒热，与六淫外感不同，治宜和养气血。逍遥散。

诒按：再增枳、朴等宽中之品，则更周到矣。

此两案均乏复诊，不知疗效，无疑给评案带来了很大的困难，只能就案而评之。柳氏对案 61 所作前按旨在揭短，又按则自我否定之，实则案中既谓水湿下注所成浊病，当以前按为宜，似用补中益气汤合《世医得效方》苍术难名丹出入为妥，可见案中用方与其所出之法不吻；案 62 按揭其短虽是而犹欠全面，即据其所述表现尚当加入丹、栀、红花、苏木等，更为贴切。

2. 为多案揭短 众所周知，《临证指南医案》虽为一部不可多得的病案类佳作，但其中又存颇多不足之处，无怪乎徐大椿褒贬并评之，所贬纵有微词，却不失友善、中肯之意，实则其言犹有未尽之处，归纳其短，则不外以下四个方面：一为体例混乱，如门类名称极不统一，或从病，或从证，或从病因，或从病机、或从病位……，各卷的排列顺序也乏内在联系，仅胃肠病证方面的案例，竟然分散于卷3、4、6、7、8五卷之中，从而给查阅有关治验带来了颇多不利；二为分门不当，除命名不当之外，并阙伤寒一大门类，又列中风与肝风、脾胃与木乘土等门类相叠，大有令人费解之感；三为叙述欠详，或少舌诊，或缺脉象，或有方无药，或有药无剂量，此类案例比比皆是，使人难以领悟辨证用药之奥妙；四为未能精选，即书中虽辑有大量精彩的验案，但平平者又同样屡见不鲜，这就难免产生"逐日之总簿"之嫌！

五、补缺

诚如本书第一章第一节所指出，传统式中医病案的表述方法活泼多变，不求面面俱到，因此这里所谓补缺，主要是从评案的角度为之补出必不可缺的一些内容而已。从迄今已出版的辑有大量案例的中医病案著作来看，也存在一些不应有的遗缺，如前述《临证指南医案》缺伤寒一门便是例证，他如对同门乃至同证型的多案又多缺相互间的比较性评析，然因书已定型而诊治者又多般作古，这就无法再为之补缺，只希望今后为健在者整理编辑案著时，能尽可能地避免这两方面的缺如，可见上述补缺方法主要适用于多案。至于为个案补缺的方法，主要是根据以方测证的原理而为之补出所缺病机或主要脉症，但却比较难补具有鉴别诊断意义的阴性脉症，这又是整理编辑健在名老中医案著的另一注意事项。第四章第一节实已为案24、25两则个案作过补缺了，这里不妨再举下案说明之。

〔案63〕 周善教，黄疸不透发。麻黄18克，生石膏30克，炙甘草6克，生姜9克，红枣8枚。（《近代中医流派选集·先师范文虎先生临床经验简介》）

本案述症甚简，然据治用越婢汤特别是麻黄、生石膏皆用大剂量可知，其病机当风邪外袭，肺气失宣，风水相搏，郁而化热，内阻于中焦，波及于肝胆，所致黄疸当为阳黄，并在初起之时，正因为兼有肺气失宣，故其病势颇为急重，其时尚应见有恶风、身热不扬、头重身痛、头面浮肿、目睛轻度黄染、咽痛、咳嗽、胸闷、气急、纳呆、欲恶、溲黄、苔薄腻、脉濡数或浮弦等表现，只宜拟用越婢汤而不宜用麻黄连翘赤小豆汤的道理也即在此，这样一来，也就为本案补上了主要遗缺之处。

六、解惑

即对案例中某些疑难费解之处尽可能地作出合理而又恰当的解释，也仅适用于个案，如下案中的"分消土"一词，即需解释之。

〔案64〕 戈，小便短涩浑浊，大便频溏，不欲纳谷，此伤食、恶食也，当分消土。生益智、广皮、茯苓、泽泻、炒白芍、炒山楂。（《临证指南医案·脾胃》）

从病案书写的惯例来看，案中的"分消土"当指治法，即分消脾胃。欲释这一治法，无疑需结合案中所述方药、证候、症状分析之。归其用药，不外三类：一为健脾渗湿的益智、茯苓、泽泻；一为消滞理气的山楂、广皮；一为敛阴缓急的白芍。而证候已明断为伤食，可见不欲纳谷乃伤食必具之见症，溲短浑涩及便溏则为宿食伤脾而湿停气滞之表现，故治当主用消导与利水并举之法，而此两法又分别涉及胃、脾，这便成为分消土的真正内涵了，由此也就不难理解全案了。然对照全案，分消土既违内涵的健脾法，又属造作之词，实系欠妥之举，也不失为前述揭短的又一个补充之例证。

七、析误

第四章第二节已就此作了详述，这里所要反复强调的则是勇以承认自误，而不应过多地记述前医之误。现再举自行析误的下案说明之。

〔案65〕 黄××，女，25岁，已婚，工人。患者五个月前曾早产一胎，旋即夭折，恶露迁延20余日方净。此后经汛紊乱，白带增多，这次经来已历20余日，依然淋漓不尽，色紫有块，少腹隐隐作痛，遂于1988年4月7日延余诊治。

刻下除前述症状外，尚有口干口苦、头昏乏力、大便溏薄等表现，舌质红，苔薄白，脉沉迟。归其证为脾虚失统，气血两亏，取其治法为健脾益气，养血止血。处方：潞党参、生白术、云茯苓、东阿胶（烊化，兑服）、地榆炭、荆芥炭、全当归、炒白芍各10克、炙黄芪20克、仙鹤草30克。4剂，每日1剂，水煎取汁，两次分服。

5月2日二诊：阴道流血反而增多，少腹疼痛加剧，口干依然，并觉腰脊酸痛，唯大便已转正常，苔白而微腻，脉沉涩。故断其证为瘀血所致。改拟治法为活血化瘀，止痛止血。处方：益母草30克，制乳香（后下）、制没药（后下）、炒赤芍、炒白芍、五灵脂、炒蒲黄、制香附、全当归、炒川断、炒黄芩各10克，炙甘草6克，4剂，煎服如前。

5月7日三诊：腹痛略轻而出血未减，余症依旧，舌质淡，苔如前，脉转沉。再次改从健脾补中，益气摄血为治，方用补中益气汤加味。处方：炙黄芪12克，太子参、焦白术、全当归、东阿胶（烊化，兑服）、粉丹皮、血余炭各10克，春柴胡、绿升麻、陈棕炭、炙甘草、广陈皮各6克，桑寄生15克，广三七4克（研末、冲服）。4剂，仍如前法煎服。

5月21日四诊：除食欲稍增外，出血仍多，色鲜红，内夹少量瘀块，并兼见少腹坠胀，形寒怕冷，动则心慌，气急汗出，余症如前，舌质淡白，多齿痕，苔如故，脉呈芤缓。可见是证业已由脾及肾，阴阳气血俱亏。治当温补脾肾，益气摄血。处方：炙黄芪30克，潞党参、大熟地、制香附、荆芥炭、怀牛膝、地榆炭各10克，川杜仲15克，炒黄柏、台乌药、熟附片（先煎）各6克，上官桂3克（后下）。6剂，再如前法煎服。药尽血止，少腹疼痛消失，形寒怕冷减轻，心慌气急好转，唯腰脊酸胀依然，宗上方去荆芥炭、地榆炭、台乌药、黄柏，加川续断、菟丝子、桑寄生各10克，复进六剂后，月事如常。

分析：本例崩漏之诊治，按《景岳全书·妇人规》所强调的首先当"宜审脏气，宜审阴阳，无火者求其脏而培之，补之……"，然而前三诊既未能详审脏气虚实，又未能细辨阴阳盛衰，以致一误再误。首诊所获早产之病史及白带多、经期紊乱、大便溏、脉沉迟等见症，已基本上说明其证当属脾肾亏虚之候。可是付诸诊治，又只重脾而未顾肾，并因经血淋漓不净而于益气养血之剂中过多地使用收涩之品，导致离经之血愈塞愈滞，越止越瘀；及至二诊，则唯祛其瘀而不顾及其虚，所遣一派活血化瘀之品，使已受损的冲任之脉再遭克伐，流清源耗，肾亏益甚；迄至三诊，重蹈前辙，非但只治中不治下，只治脾不治肾，而且升中无降，提中无纳，结果气虚未复，阳虚之症迭出；唯至四诊，始从脾肾阳虚设治，药选右归丸并佐调气止血之品，遂获全效。（《中

八、纠错

即纠正案例中的差错，错与误似乎仅具程度上的差异，实则具有质的区别，后者莫如当汗而过汗，前者则若不当汗而汗之，差错远比失误造成的后果严重，常可致使病情瞬间突变，甚或危及生命，构成医疗事故，这就远远超过了病案评析的范围。实际上，有待纠错的案例只是一些未必见诸文献而在诊治上确存一定差错的案例。这里所谓一定的差错，乃指依据复诊时所出现的业已排除配方、煎法、服法、休息、忌口不当，以及药物瞑眩、反跳之类的因素，病情加剧揭示存在于诊治过程中的一些差错。很明显，纠错主要是针对病情已呈不同程度恶化表现的连诊案例而言，然就无复诊的案例纠其表述上自相矛盾的一些差错，这对于提高临床医师的理论水平却有着一定的裨益，又当兼顾之。

本章第一节就案 50、51 两例所加眉批，其中的有关内容就是从理论上为此两案纠错。这里再举一则有着连诊效果的自行纠错的案例说明之。

〔案 66〕　王××，男，67 岁，干部。

1976 年 3 月 14 日初诊：患者素患喘疾，反复发作 20 余年。近因偶感外邪而再次发病，症见咳喘胸闷，动则气急，难以平卧，痰多色白，咯吐不尽，畏寒肢冷，不发热，纳食不香，二便正常，舌质淡，苔白滑，脉细而兼滑。诊为外感风寒，内伏痰饮，肺失宣降，遂而为喘。治拟解表化饮，宣肺平喘。方用小青龙汤加味，处方：炙麻黄、川桂枝各 9 克，北细辛 3 克，法半夏、云茯苓、化橘红、杏仁泥各 10 克，淡干姜、杭白芍、北五味、炙甘草各 6 克。3 剂，每日 1 剂，水煎取汁，两次分服。

3 月 17 日二诊：诸症趋缓，唯感气喘，神疲乏力，舌苔同前，脉转沉细。虑其咳喘延久，年逾古稀，辛散之剂不宜过量，遂于原方减桂枝为 6 克，加五味为 20 克。3剂，煎服法同前。

3 月 20 日三诊：喘闷反增，痰咳不爽，神情困顿，且面色晦滞，胸廓如桶状。听诊两肺呼吸音粗糙兼有哮鸣音，心率为 80 次/分，律整。肝脾未触及。外周血象白细胞总数 10×10^9/L，中性白细胞 0.78，淋巴细胞 0.19，嗜酸性白细胞 0.03，心电图正常。舌质淡红，苔白滑，脉细数。细审脉症，辨证并无差误，推其病情加剧的原因，很可能是过于重用五味子的结果，以致收敛有余，辛散不足，邪气内伏，肺气壅闭，诸症势必加剧。为此宗原法原方为治，唯改五味子、北细辛各为 4 克，并加葶苈子 3克。3 剂，仍如前法煎服。

3 月 23 日四诊：诸症明显缓解，原方续服四剂，肺气渐趋平复，咳喘辄然而止。

分析：本例喘证的病因明确，病机清晰，所遣小青龙汤实为正治之法。考《金匮要略》"痰饮咳嗽病脉证并治"及"水气病脉证并治"诸篇为治痰饮咳嗽所出小青龙汤等八首方剂，无不配用姜、辛、味，此三药走守相协，散敛并举，饮甚者重用姜、辛，耗液者重用五味子，只要配伍得当，无不效如桴鼓，初诊所取效果即是明证；然二诊仅于原方中重用五味子一药，遂使病情旋即加重，效果迥然不同；而三诊仍用原法原方，只是轻用五味，稍稍加重细辛，更增一味葶苈子，即使咳喘辄然得平。错与正皆因于五味一药的剂量，可见药物剂量的变化实为制方的一大要点，万万不可草率从之。

（《中医失误百例分析·内科病证失误分析》）

第三节 评案的注意事项

评案特别是行文评案务求有理有据、客观公允、准确恰当，而且不论褒贬，均当击中要害，要想真正达到上述要求，并非一件易事，这就需要不断地提高中医基础理论、临床实践、文学修养乃至唯物辩证论的水平，同时应切实注意下述事项。

一、当详而不繁

不论评析个案或多案，可略可详，然详者则必须做到层次清晰，重点突出，紧扣要害，言之有物，切忌面面俱到，浮泛空洞，尤不可千篇一律地进行方义分析，而且最终要表达出自己的观点、看法乃至结论，总之要使人欢喜读，读后犹存韵味，获有教益。

1. 如何为个案作恰当的按语，为了更好地说明，且引下案示范。

〔案 67〕   女，32 岁。月经期感冒，经行两日即停，小腹作痛，身热转高，自觉全身不舒，脉象弦滑带数。我仿傅青主加味生化汤，用防风 4.5 克，羌活 2.4 克，当归 4.5 克，川芎 3 克，桃仁 4.5 克，延胡 3 克，炙甘草 1.5 克。一剂即热退经行。

按：本例述证较简，虽然仅身热而非寒热如疟，但从病史及其他见症来看，仍不失为热入血室之证，即邪热与血相互搏结，治当活血散结，疏表透邪，而加味生化汤所治主证与本证虽不尽合，然病因、病位却基本符合，诚如秦氏（注：秦氏指秦伯未）在本案文末所云："傅氏此方本治产后，我因方药与本证切合，即照原方加延胡，这是活用成方的一斑"。（《现代中医各家学说·秦伯未》）

此则按语不足 150 字，何以作为详尽之例而援引于此呢，殊不知详与略只是相对而言，对于仅一诊而不足 100 字的被评案例，又何尝不可谓之详尽，然其却不落俗套，未涉方义分析，而是紧扣原案未出病机与治法这两点释析之，从而使得所述脉症与所用方药紧密地衔接于一起，最后又巧妙地借用诊治者于案末自附的一段话作为结语，从而全面地肯定了此案。

2. 如何为多案作恰当的评介，且此《临证指南医案·寒》三则不同的评介如下述。

华岫云评介：伤寒证，仲景立法于前，诸贤注释于后。先生虽天资颖敏，若拟其治法，恐也不能出仲景范围。其所以异于庸医者，在乎能辨证耳，不以冬温、春温、风温、温热、湿温、伏暑、内伤劳倦、瘟疫等证误认为伤寒。其治温热、暑湿诸证，专辨邪之在卫、在营，或伤气分，或伤血分，更专究三焦，故能述前人温邪忌汗，湿家忌汗，当用手经之方，不必用足经之药等明训，垂示后人，此乃先生独擅见长之处也。若夫伤寒之书，自成无己注解以后，凡注疏者不啻数百家，其尤著者，如嘉言三书、景岳书、伤寒三注、四注等篇，近有柯韵伯《来苏集》、《伤寒论翼方翼》、王晋三《古方选注》中所解 113 方，诸家析疑辨义处，虽稍有异同，然皆或登仲景之堂，或造仲景之室者。业医者，当日置案头，潜心参究，庶乎临证可元误矣。

华玉堂评介：伤寒一证，《内经》云："热病者，皆伤寒之类也"；又曰："凡病伤寒而成温者，先夏至日者为病温，后夏至日者为病暑'；又曰："冬伤于寒，春必病温"；其证有六经相传、并病、合病、两感直中。《难经》又言："伤寒有五，有中风，有伤寒，有湿温，有热病，有温病。"其所苦各不同，再加以六淫之邪有随时互相兼感而发之病，且其一切现症，则又皆有头痛发热，或有汗无汗，或恶风恶寒，不食，倦卧，烦渴等，则又大略相同，故其证愈多，其理愈晦，毋怪乎医者临证时不能灼然分辨，即其所读之书，前人也并无至当不易之论。将《灵》、《素》、《难经》之言及一切外感之证逐一分析辨明，使人有所遵循，故千百年来欲求一鉴垣之士，察六淫之邪毫不紊乱者，竟未见其人。幸赖有仲景之书，以六经分证，治以汗吐下和寒温诸法，故古人云："仲景之法不但治伤寒，苟能明其理，即治一切六气之病与诸杂证，皆可融会贯通，无所不宜。"此诚属高论，固深知仲景者也。然余谓六淫之邪头绪甚繁，其理甚奥，即汇集河间、东垣、丹溪及前贤辈诸法而治之，犹虑未能兼括尽善。若沾沾焉，必欲但拘仲景之法而施治，此乃见闻不广，胶柱鼓瑟，不知变通者矣。今观叶氏之书，伤寒之法固属无多，然其辨明冬温、春温、风温、温热、湿温之治，实超越前人，以此羽翼仲景，差可嘉惠后学，观者幸毋忽诸。

徐大椿评介：此即俗名"着寒"之证，偶尔受寒之小疾，不入经络之病也。何必牵引伤寒大证，发诸议论。及细阅此编，竟无治伤寒一门。即此数方为伤寒之法，不禁失笑。夫医者之学问，全在明伤寒之理，则万病皆通，故仲景之书只有二种，《伤寒论》治伤寒之法也，《金匮》治杂证之法也，而《金匮》之方则又多从《伤寒论》中来，则伤寒乃病中之第一证，而学医者之第一功夫也。今此编独缺此一门，则平日所习何书，所治何病耶？此老数十年医道大行，岂无数千百大证经手，乃竟只录此数方以了局，此非此老之过，乃编书之人胸中茫无定见耳。

综观此三则评介，长则近 500 字，短则也为 200 余字，相对于被评该书该门总共 200 余字的六则病案而言，又皆不失为详尽，然而究其内容，两位华氏的评介可谓唠唠叨叨，不着边际，竟然反复论及与本门病证并无瓜葛的温病，而真正论及外感寒证的治法之时，华岫云竟以"不能出仲景范围"搪塞之，华玉堂更是阴差阳错地称颂叶氏治温病之法，两者均属文不对题，繁不中的，使人读之不能不感到茫然！相比之下，徐氏的评介则相对地详而不复，比较得体，认为该门所列六案皆为受寒之小疾，所出治方也一般，独缺伤寒门实不应该，然其错不在叶氏而在于编此书的门人，尚属公允。

二、应扼而中的

这就要求评案并不一定逐一点到，只要抓住了要害，寥寥数语也佳。下引清·俞震为明·李中梓（字士材）、王金坛两医家经治三则案例所撰评介便是这方面的例证。

〔案 68〕 给谏章鲁斋，暑月心中大痛，服香薷饮痛势转增，李士材曰："寸口弦急，痰食交结也。"服香砂二陈汤两帖，痛虽略减，困苦烦闷，更以胃苓汤加半夏 6 克，大黄 9 克，下黑屎数枚，痛减三四。仍以前汤用大黄 12 克，下胶痰十数碗，始安。

〔案 69〕 章生公在南都应试，八月初五心口痛甚，至不能饮食，李（指李中梓）诊之寸口涩而软，与大剂归脾汤加人参 9 克，官桂 3 克。生公曰："痛而骤补，实所不敢，得无与场期碍乎？"李曰："第能信而服之，可以无碍，恐扫投破气之药，其碍也必矣。"遂服之，不逾时而痛减，更进一剂，并饮独参汤，两日而愈，场事获竣。

〔案 70〕 王金坛曰："予读中秘书时，馆师韩敬堂先生常患膈痛，诊其脉洪大而涩，予用山栀仁、赤曲、通草、麦芽、香附、芎、归，煎汤，加姜汁、韭汁、童便、竹沥，饮之而止。"一日，劳倦忍饥，痛大发，亟邀予至卧房，问曰："晨起痛甚，不得待公，服家兄药，药下咽，如刀割，痛益甚不可忍，何也?"予曰："得非二陈、平胃、乌药、紫苏之属乎?"曰："然。"曰："是则何怪乎其增病也。"夫劳饿而发，饱逸则止，知其虚也。饮以十全大补汤，一剂而瘥。

震按：李公二案，一用峻下，一用大补，皆以脉为凭；王公一案，先用行血通气，后用十全大补，先凭于脉，后凭于因。乃知丹溪以"脉因证治"名书，扼其要而病无遁情也。（《古今医案按·心脾痛》）

上述三则案例所罹病证虽同，但病机、治法迥异，俞氏巧妙地将它们合引于一处，并仅用 60 余字即点明它们的各自独到之处及其区别，可谓简单明了，恰到好处。唯归脾汤本含人参，故案 69 称归脾汤加人参又为不容忽视的错误，特借此补正之。

三、应褒贬贴切

评案旨在昭示来者，必须实事求是，长处应肯定，短处需揭示，奥妙、要领、疑惑、错误之处都应逐一明析之。褒贬务必恰如其分，其标准主要应立足于疗效，切不可受案著者的知名度高代以及与已有无师承关系、相同学术见解等因素的影响，谨防毁誉不当，以免贻笑大方。如前所述，清·徐大椿对《临证指南医案》诸多案例曾作过或褒或贬之评析，虽难免有所微词，但绝大多数尚是公正的，可以说实为我们作出了榜样，至于具体例证，这里就不再赘举了。

四、忌苛求

任何学术都是随着时代的发展而发展的，我们虽应以现代的学术水平去认识前人的学术观点，但却不能以现代的学术水平去苛求前人的学术见解，在评析前人病案时也不能违背此原则，否则即背离了历史辩证唯物论。现不妨引一则在这方面处理较妥的评析，以供借鉴之。

〔案 71〕 刘××。丁卯来津后，其脑中常觉发热，时或眩晕，心中烦躁不宁，脉象弦长有力，左右皆然，知系脑充血证。盖其愤激填胸，焦思积虑者已久，是以有斯证也。为其脑中觉热，俾用绿豆实于囊中作枕，为外治之法；又治以镇肝息风汤，于方中加地黄 30 克。

连服数剂，脑中已不觉热，遂去川楝子，又将生地黄改用 18 克；服过旬日，脉象和中，心中也不烦躁，遂将药停服。

按：从本例见症来看，断为脑充血之证，或可能为高血压脑病。然病机总不外肝郁化火，耗伤阴液，肝风内张，窜冒巅顶，故外用绿豆作枕泄其内火，复予内服镇肝息风汤并加大剂量地黄滋阴潜阳，平肝息风，药证相合，效如桴鼓。从本例治验可窥见张氏（注：张氏指张锡纯氏）主张中风为内风说及临证组方用药特点之一斑。（《现代中医各家学说·张锡纯》）

本案出自现代名医张锡纯之手，约刊行于本世纪 20 年代，仅据案中所述见症即断之为脑充血，显然是不够的，但评案者并未因此而责难之，相反地还将此治验选为典型案例，除推测可能为高血压脑病外，并昭示其中医诊治之精义，这就充分地体现了历史唯物论的精神。

总之，若能按本章所述评案，一般都可收到预期效果的。

（徐国经　张笑平　储全根）

第六章 中医病案的整理编纂

来自中医临床第一线的病案，是检验固有理论的基本依据，也是丰富实践经验、提高诊治水平甚或酝酿新学说的主要源泉。然而，这些中医病案毕竟零散、粗糙乃至杂乱，无疑需要加以选择、整理、加工、编纂，才可能得以刊行和流传。

第一节 整理编纂中医病案的宗旨

整理编纂中医病案的根本宗旨，就是将大量的第一手中医病案，经过筛选、整理、加工、编纂之手段，使之表述妥当，排列有序，特别通过逐案逐证的层层评析，以勾勒出其中内涵的思路、经验、特点、问题之所在，以便为发展学术理论尽其应有的作用。为使上述宗旨具体化，有必要从以下两个方面进一步阐发。

一、基本目的

概其基本目的，无非是要将蕴藏于个案与多案中的各种有价值的内容以适当的方式表达出来，以利于阅读、领会和掌握。分而言之，又不外以下三个方面。

1. 发掘特色 举凡疗效较好的中医师，在诊治上无不具有独到的经验，并形成不同的特色，而这些特色又必然反映于有关的某些病案中，倘能就其相应病案加以整理编纂，势必可将这些特色逐一发掘起来。如迄今已整理出版的《蒲辅周医案》、《岳美中医案集》、《施今墨临床经验集》等案著，便分别发掘出了临证擅长病证参合诊治、辨证论治与专方专药结合施治、组遣对药施治等特色。然而，已故安徽中医学院查少农教授和已故安庆市中医院殷子正主任中医师生前虽以医道享誉江淮，并分别以擅用内外并治法与大黄一味而著称，但因迄今都未能就其病案整理、编辑、出版，久而久之，他们那些富有特色性的临床宝贵经验就可能被淹没。这就从正反两个方面说明了这一目的所具有的重要现实意义。

2. 勾勒思路 任何一则中医病案，无不贯穿着诊治者特定的诊治思路，只不过表现形式不一而已，或隐蔽，或显露；或清晰，或含混；或四诊合参，或偏执于一点；或从常法，或取变法；或遣经方，或用时方；或一方以贯之，或每诊必易方……这就需要通过整理、加工而借助于适当的表述手法加以勾勒和展现。如此由一案而到多案，最终以论文或案著的形式将这些思路储存起来，使人读之，无不感到有所启迪。然而，即便明晰而有理的思路，也得经疗效检验之，凡出现并非属于正常范围的初治辄剧或久治无效之结果者，又反过来说明其诊治思路势必在某一环节上存有失误，这是因为中医的诊治方法不像西医那样建立在客观检查的基础上，而是借助于逻辑推导而来的，一旦所依据的四诊结果欠全面或推导方法欠周密，也就难免引出上述之结果，这就是有关书刊所说的辨证论治带有一定的随意性乃至不定性。所谓勾勒思路者，既要勾其对的一面，又要勾其误的一面，唯后者非但应从案例本身勾出当时辨证、立法、用方、遣药等环节的依据，更重要的是应在评析中找出失误的环节、原因，提高认识，总结教训，引以为鉴，切不可文过饰非，极力掩盖，推诿责任，而这一切又都是就案著者的自误而言的，也是本书反复强调的一点。

3. 发展学术 不可否认的是，中医学基本上属于一门实践医学，它的理论来自临床实践，指导着临床实践，同时又为临床实践所检验，所发展，这是一条颠扑不破的真理。中医病案乃是每一位中医师都必须书写的临证记录，基于临床实践而产生的各种新的学术见解，又必然以不同的形式不断地反映于相应的病案中，因此专就本人、先师或前贤的病案进行整理编纂，就可能直接或间接总结出某些新的效方，提出某些新的治法，倡导某些新的学术见解，其或酝酿一种崭新的理论体系。事实又何尝不是如此呢？如清代温病学家吴瑭之所以能够写出《温病条辨》这部不朽之著，并于其中创制出诸如桑菊饮、银翘散之类治疗温病的新方，其原因虽然是多方面的，但是潜心研究由叶桂的门人华岫云等整理编纂并于 1766 年刊行的《临证指南医案》一书，也是一个不可忽视的重要因素。有关这一点，吴氏在《温病条辨·凡例》中已作了明确的交代，即"温病一证……，唯叶天士持论平和，立法精细，然叶氏吴人，所治多南方证，又立论甚简，但有医案散见于杂证之中，人多忽之而不深究，瑭故历取诸贤精妙，考之《内经》，参以心得，为是编之作。"仅此一例已足以说明整理编纂病案有助于发展中医学术这一目的的意义了，为节约篇幅，故不再举例说明了。

二、基本原则

根据整理编纂中医病案的上述基本目的，即可为这一工作制定出下述三项基本原则。

1. 务需突出中医特色 所整理编纂的既为中医病案，无疑均应从中医病证或治法、方剂分门别类之，具体案语又均应采用中医术语表述之，尤其在述及治法时，不可使用诸如镇静、镇痛、消炎、抗感染、降酶、降血、降血压、扩血管之类西医名称，以致难以扣其所断病机而大大削弱学术理论的系统性，即便某些案例系参照辨病而出治法或使用某味、某几味药物者，又应当妥当处理其案语，或改于按语中点明之。总之，要时时处处突出中医特色为首要原则。

2. 尽可能体现时代精神 根据临床实践的需要，特别是随着中医现代化和中西医结合的不断深入的发展，当今的每所中医院、每个中医临床科室乃至诸多临床中医师在诊治有关病证时，无不用及多种实验室检查及特殊检查，如诊治胁痛一证时，即可能用及胸透、肝胆 B 超、血液生化检查、乙肝病毒抗原抗体系统检查乃至肝穿活组织学检查等手段，而这些检查的治疗前后的结果变化又必然记录于相应的病案中，因此在整理编纂现代医家的中医病案时，非但不可删除这些内容，而且应据具体病证尽可能地引述之，也只有这样，才能逐证逐病为之找出相对应的客观检查指标，其或为诸如蛋白尿、HBsAg 阳性等病理性表现找出有效的中医治法或方药，从而在突出中医特色的前提下，尽可能地体现时代的精神，以使中医学术随时代而获得同步发展。

3. 力求真实客观 欲整理编纂的中医病案，都不可能杜撰，那末何谓真实？何谓客观？有必要就此两者展开阐述之。

(1) 力求真实：鉴于被整理编纂的中医病案，或搜集于古文献，或抄录于临证，或为古人的，或为今人的，或为本人的，或为传统实录式，或为现代病历式，内容有详略之别，诊次有多寡之分，既然加以整理编纂，势必应按统一的体例进行加工，然不论怎样加工，都必须忠实于原案，也即必须在真实的前提下进行，最主要的应据原案的类型区别对待。具体地说，凡属传统实录式病案，其案语都比较简单，甚或仅为一二句话，然只要紧扣方药或点中要害，都不可增补之，即便非补不可，也最好在按语中增补之，这就是第五章第二节所说的解惑、补缺的内容，以使整理者对原案的理解性内容与原案的本来面貌并存而不相混淆，不妨碍读者再从其他角度理解之，唯原案的案语确属杂乱或用词欠当或夹杂封建迷信之色彩者，也可酌加调整或修改或删除，不过均应从严掌握，务需慎重对待；反之，如属现代病历式病案，则应在保持脉、因、证、治、理、法、方、药完整性的基础上，大刀阔斧地删减之，但需保留具有诊断与鉴别诊断价值的阴性表现及其相关的实验室与特殊检查之正常结果，另可据情如实地补入有关随访结果。

（2）力求客观：举凡内容真实，本已做到了客观，然这里所说的客观，乃专就个案的按语及多案的评介而言，即应恰如其分，中肯准确地加以评析，这些内容已在第五章中有了详细论述。在这里需要强调的是，一要点其要害，二要褒贬恰当，牢记客观这一基本原则。

第二节　整理编纂中医病案的方法与步骤

明确了整理编纂中医病案的目的与原则之后，究竟如何实施，这就涉及方法与步骤的问题了。实则方法与步骤又常常难以截然划分，这里且以步骤为线索，以方法为内容，逐次分述如下。

一、立题

鉴于已刊行的多案性报道与著作多不胜数，这就意味着并非所有的病案都值得整理编纂，究竟有无整理编纂的价值，衡量的标准主要并不在于案例数量的多寡和诊治者知名度的高低，而应在于案例的内容有无特色，以及既往有无同类报道或案著的刊行，如已有刊行者，即便内容甚具特色，也给日后的出版发行陡增难度，倘一定要进行整理编纂的话，那就需要从案例的筛选与评析两个方面下功夫。可见在具体实施整理编纂之前，都必须认真、广泛地查阅古今文献，这样才不至于做无效之劳动；至于特色，表现形式甚多，或参病诊治，或出之以变法，或改内治而用更为简易的外治，或擅于活用经方，或善遣某几味药物，甚或数病、数证皆治用某几首方或某几味药……，总其要者，只要不是千篇一律地皆采用常理常法诊治即可，纵然俱为不同程度的失误者，也不失为有特色。由此可见，凡具上述两条件的多案，即可付诸整理编纂之。

二、命题

此步骤可据情分别先后而采取之，一般都可先行命题，以便按照命题的主题需要来收集和筛选案例，少走弯路；但也可以根据所收集与筛选之案例而共同涉及的主题来命题，以使命题扣紧欲整理编纂之案例的内容，同时也可先命题然后再斟酌。有关命题的方法，案著比之多案报道要相对地容易，现就已刊行的这两方面的命题情况作一归纳，以供有关方面参考。

1. 案著的命题 可因案例出自一人或多人而区别对待之。

(1) 为一人之案著命题：其方法大致不出如下七种，一为从著者命题，如《丁甘仁医案》；二为从专科命题，如《叶天士女科医案》；三为从病证难度命题，如《王渭川疑难病证医案》；四为从辨证方法命题，如《范中林六经辨证医案》；五为从主用方类命题，如《经方实验录》，六为从病案类型命题，如《治验回忆录》；七为从案出文献命题，如《本草纲目医案医话选注》。

(2) 为多人之案著命题：其方法则有十种之多，即：一为从综合命题，如《名医类案》；二为从著者的朝代命题，如《清代名医医案精华》；三为从著者的地域命题，如《龙砂八家医案》；四为从著者的家族命题，如《重古三何医案》；五为从专科命题，如《历代儿科医案集成》；六为从专病命题，如《肿瘤古今医案选》；七为从病证奇特命题，如《中医奇证新编》；八为从主用方类命题，如《伤寒论方医案选编》；九为从诊治失误命题，如《中医失误百例分析》；十为从加用按评命题，如《古今医案按》。

2. 多案报道的命题 有关此类报道之多案一般出自一人，然其可经本人或他人整理编纂而成，其命题方法类同于案著，唯由本人撰稿者，命题都不可能涉及诊治者之姓名。现不妨列举见诸近年来有关期刊的相应命题如下述：脾胃病证治验举隅（安徽中医学院学报 1990；3：30）、"阴火"治验三则（中医杂志 1990；5：16）、男性不育从脾胃论治举隅（中医杂志 1992；7：24）、应用仲景方辨治精神疾病举隅（中医杂志 1991；4：17）、临床应用麻黄附子细辛汤体会（中国医药学报 1991；4：36）、临床救误案辨析（中国医药学报 1991；4：38）、黄近轩治疗急症拾零（辽宁中医杂志 1989；3：14）、姜春华治疗哮喘的经验（安徽中医学院学报 1990；3：17）、张笑平应用经方治验四则（广西中医药 1992；2：15）……。

从上述命题提示，不论案著或多案报道，无不以案例共同涉及的病证、病机、治法、方剂等问题而命之，值得参照之，但又不可因此而局限。

三、收集

整理编纂病案如同撰写其他论著一样，也需要充分地占有资料，结合本项工作的特点，这里所说的收集已被赋予三重涵义，一是有条件者，即应按照命题所框定的主题，尽可能地增收新的案例，多多益善，只有积累大量案例，才能借助下一步筛选而拥有足够的高质量案例；二是对于手中已握案例中的健在患者，则应补充收集具体案例的随访效果，特别是那些无复诊以及所罹病证易反复的案例，从而使这些案例趋于完整；三是应针对手中已握案例所涉病证、治法、遣方、用药等情况，收集历代医家的有关论述，以便为尔后的评析案例作好准备。

四、筛选

整理编纂病案除了应具有特定的主题之外，并需对后学者具有一定的启迪意义，与这两方面要求相对照，手中所握有的第一手病案也就未必尽相符合，这就需要进行筛选。然而，又如何进行筛选呢？仅符合上述两点要求还是不够的，因为所选多案即便只有二三例，也应在某个范围内形成一定的系统性，其中出自一人者，还应该在相应的方面具有一定的代表性。这便为制定筛选标准引出了符合命题中所框定的主题为前提，并具备启迪性、代表性、系统性为入选条件。为避免重复，这里仅就后三点具体要求扼述如下。

1. 启迪性 这是一个值得探讨的问题。就一般而言，主要表现在诊治思路及其因此而采取的措施方面并非循规蹈矩，尊经袭古，而是师古不泥古，尊经不拘经，通常达变，推陈出新，别开生面，引人深思。诸如《临证指南医案》有关案例所采用的奇经辨证、滋养胃阴之法以及久病配伍活血化瘀之品等措施，无不发前人所未发，补前人所未备，使人读后深受启迪。又如前述案 60 采用血府逐瘀汤治疗失眠一证，案 27 仅处以肉苁蓉 90 克治疗老年性虚秘一证……，也都属别开生面之举，同样启人心绪。再如曾阅某名医所书一则罹病为胸痹而治用枳实薤白桂枝汤加丹参之病案，看来似平淡无奇，然却重用枳实多达 30 克，与其余五药的剂量相比，大有"鹤立鸡群"之感，读之，势必究其之所以，经查有关现代药理研究资料始知该药具有良好的强心利尿作用，并在功专扩张冠状动脉的丹参、瓜蒌、桂枝、薤白诸药的协同下，即可收取病证兼治的良好效果，无怪乎该患者始终要求守该方而治之。这就充分地说明了只要在某一点上不同寻常，即可引人深思。也正因为如此，所以《名医类案·凡例》曾指出："唯变法稍出奇者采之，诸庸常者不录。"

2. 代表性 很明显，这里的代表性，并非指的是与某方某证完全相吻的典型案例，而是指那些足以反映相应医家的学术见解或临床经验、用药特点的有关案例，如前举案 71 便是反映张锡纯有关中风因于内风说及其组方用药特点的案例，而案 37、38 又是反映张介宾擅长温补之治疗特点的案例，以上实为整理编纂一人之多案阐发了着眼于代表性的筛选案例的方法。至于整理编纂多人之多案又怎样就此进行筛选呢？实际上，凡从后者立题者，无不从主题分成若干层次，再从每一层次分成若干方面，唯多案临床报道则多不经层次而径直分成若干方面，其时主要是紧扣某一方面的特点而筛选具有相应代表性的案例，所筛选出来的某几个方面的代表性案例则在相应的范围同共同构成系统性，也即其时所侧重的乃是下面将述及的系统性。

3. 系统性 举凡著书立说，皆需具有系统性，整理编纂病案同样不能例外。所谓系统，并不等于完整，而是专指内含二个以上连续关系的认识、见解、论述等。就筛选案例而言，除每则案例本身起码应具方药及其足以引出这些方药的关键性案语所构成的系统性之外，彼此间还应就命题及/或所分层次而言及的某一方面构成系统性，即便已标明为"举隅"的多案性临床报道，也应当如此。因为举隅不可能仅举一案，只要举及两则以上不同的案例，也就为其命题构成了系统性。换而言之，筛选病案都应当围绕各种不同的特定方面，选择两则以上在脉症、病机、治法、方药等方面不同的案例。

总的来说，筛选病案的标准是以紧扣主题为不变之前提，以具有启迪性、代表性、系统性之一者为灵活之要求，也即未必每案皆具启迪性或代表性，只不过应以此两类案例特别前一类案例占据主导地位而已，正如清·徐大椿在评介《临证指南医案·咳嗽》时所指出："凡述医案，必择大证及疑证所不能治者数则，以立法度，以启心思，为后学之所法，今载百余方，重复者八九，此非医案，乃逐日之总簿耳。"

五、分类

众所周知，著书撰稿无不立目录、分段落，整理编纂病案无疑也应分门别类，特别是案著更需如此，否则又如何为之分列目录，所以早在明代所出的诸案著无不分门别类而辑成。然而，迄至清代，竟就案著分门类的问题上出现了歧见，如《临证指南医案·凡例》谓"此案出数年采辑，随见随录，证候错杂，若欲考一证，难以汇阅，余不揣固陋，稍分门类"，而《三家医案合刻·例言》则称"医案与医书似同实异，书则示人以规矩，故宜分门别类，使后学有一定之准绳；案则因证用法，寓法于证，无一定之体，存之者，欲人知证之常变，处剂之权宜。一证有一证之治法，一方有一方之运用，不至泥古不化，以佐书之不逮，既无定体，奚烦类别，故随选随录，况案中病情杂见者颇多，本难条分缕析也"。实则后者非但指出了案著活用中医理论，而值得后学者仔细研习、推敲，而且点明了案著不宜分门别类的原因，主要在于所见病情错综复杂，这等于为我们提出了如何分类的问题。然而，即便是最复杂的数种病证相兼之案例，也可因其标本缓急而分出主次，这就不难归属于其中的某一病证，更何况还可以将这一类型的案例干脆归属于"疑难"、"多系"或"其他"一门病证处理，如涉数科病证，则可再按科别分之。

六、定体例

主要是根据业经筛选、分类的具体案例而确定，一般都以病证及/或所属临床科别列题，案例则以内涵关系统一编出序号排列，即便为多人案著或临床报道，也最好准此而排列之，各案可按诊次归述于一自然段落；方药或按相同剂量合并而连述于案语之后，或顺其自然另起行排列于案语之下；评析或逐案附以按语，或逐证（或逐门）附以评介，凡涉文献，或随文注出，或统一列于文……，他如文中所用序号、中药名称、度量衡单位名称乃至简体字等，无不需要事先作出统一的规定，以使全书或全文在各个细节问题上皆能做到先后一致。

七、加工

此指就案例本身之加工，内容颇多，归纳起来，又不外乎如下四点。

1. 删减 应删的内容，主要有三：一是某些传统式病案中所夹杂的封建迷信色彩之内容；二是某些已收到著效的危重案例中所掺入的故弄玄虚之内容；二是现代病历式病案中与诊断及鉴别诊断毫无关系的病史、阴性临床表现和正常的实验室乃至特殊检查结果。

2. 增补 应增补的内容除某些案例的随访效果之外，还有抄录于古文献中的某些案例的遗漏字词。

3. 改动 根据有待改动的内容来看，应采取以下两种措施处理之。

（1）项目调整：主要应根据既定体例，对某些案例的有关项目的排列次序加以调整，如舌诊、脉象散述于望诊、切诊者，可移至于一处；已获取有关实验室及特殊检查结果者，可移至舌脉诊的前面或后面；药味多而排列欠当者，可按所出治法及君臣佐使关系重新排列……，以使案中各个环节的内涵关系更加紧密地衔接起来，更加明朗化。

（2）文字润色：除对案中删减之处加用连接词或转折词外，并应以术语易其俗语，过于冗长的描述也可压缩，或改成数个短句表达，唯这些改动又当以不得曲解案中词句的原意为原则。

4. 加用标点 显然，此工作仅适用抄录于古文献中某些未使用标点符号的案例，其时应在弄懂医理文意的基础上正确标示，以使原案语通顺流畅，并不至于产生误解。此外，对于现代式病案中某些标点不当之处，也应随文改正之。

八、点要

即点其要点与关键，主要有以下两种形式。

1. 列关键词 关键词是专供情报检索而使用的一种主题语言，系指能够概括多案性临床报道、著作的要害与特点的一些名词和术语，如诊治医师、病证、病机、治则、治法、主方等，主要适用于多案性临床报道，著作及其中的各个章节，一般都列 2～4 个左右，均置于正文之前，其作用在于提示文中的要点，并提高该文的利用率。

2. 写提要或概说 提要或可称为摘要，唯摘要的涉及面可比提要稍广一些，多置于关键词之前，而提要的写法已述于第五章第二节，故此不赘；概说的用法也类同于提要，唯其内容可兼引与之密切相关的固有理论乃至前贤论述。不过，此两者仅取其一也。

九、评析

主要是逐案加写按语，逐节逐章或就一则多案性报道写评介，按语也可就有关前列之案进行比较分析，评介在案著中则可改称小结，两者的写法已反复述于第五章了，故也不复赘述。

十、合成

经过上述九个步骤之后，即可进入排序、统稿、编目录、编索引等合成工作。这些工作虽也适用于多案性报道，但主要还是适用于大部头案著。

1. 排序 如前所述，一般都以病证列题，届时即可按照临床各科教材有关病证的顺序排列，如涉及诸多科别，则可按内、儿、妇、外之次序排列。

2. 统稿 主要是删改前后重复的内容，并纠正有悖体例的做法。

3. 编目录与索引 编目录无特殊，编索引主要就文中或书中涉及的文献、病证、方剂等关键性内容分项编制，除文献可按出现先后之顺序而编制之外，其余皆可按首字笔划或拼音第一个字母编排。

在具体运用上述步骤时，均应结合具体情况灵活处理，不必拘泥。

第三节 整理编纂中医病案的注意事项

尽管上面已详细述及中医病案为什么要整理编纂和怎样整理编纂的问题，但具体处理时的注意事项也是一个不容忽视的问题，故有必要就此作一归纳。

一、案例的筛选应做全面考虑

一般地说，多案性临床报道的案例筛选应从严掌握，宁缺勿滥，每案都应具有启迪性或代表性，否则便可能白费功夫而难以刊行，只能作为练习文笔而已；反之，案著所选案例则要照顾到自身的系统性，尤其是从综合角度命题者，不应阙缺临床上最常见的多发性病证之门类，说穿了即其中也可能夹有某些平平之案，以防止证治分型的缺如，从而有利于全面反映案著者对某一病证的诊治经验。

此外，在案例筛选上尚需考虑的一个问题是，案例中所使用的治疗措施或具体方药究竟有无推广运用的价值，这又主要取决于这些措施与方药是否具有简、便、廉、效之特点，具有者，即便出自常理常法，也当入选而推广之；反之，不具有者，特别是使用别直参、燕窝、冬虫夏草、海马等名贵滋补性药物，甚或使用犀角、虎骨等濒临灭迹的稀有动物类药物之处方，纵属活理变法，又当尽可能割爱之，以免产生不良效应。为了有助于遵循这一注意事项，且举下案例证之。

〔案 72〕 胡××，男，4 岁。体温 39.2℃，发热匝月，屡予解热、抗感染乃至激素等西药，热虽降，复又升。朝轻暮重，时而灼热，时而汗出，终日烦躁不宁。面黄肌瘦，精神萎顿，溲清长，渴喜饮，舌质红，苔薄白而少津，指纹风气两关皆淡红。实验室有关检查均正常。证系夏季热，中医素称"疰夏"。暂仿清络饮治之，以观后效，再事斟酌。西瓜翠衣 50 克，鲜荷叶 1 大张，鲜丝瓜叶 10 片，鲜扁豆花 10 朵，稻露 1 酒杯，2 剂，煎水代茶。两剂毕，体温降至 37.6℃。前方既效，毋予更张，嘱再进原方三剂，药后诸证霍然（辽宁中医杂志 1981；7：17）。

本案非但无就诊日期，而且据脉症而选用《温病条辩》清络饮出入也无特殊，然处方中所用五味药物既价廉，又在盛夏期间的南方乡村随手可取，加上疗效卓著，不失推广运用之价值，这也正是案著者选用是案的一大原因，仅此一点便值得我们学习。

二、案例的加工应严肃认真

举凡抄录古文献中的案例，不论文字、格式，都应当照抄，万一需扣整理编纂的主题、体例删减者，又当于删减之处用省略号标示之，切忌以己意而改编之；对于原案案语之引文、药物之剂量，更需认真核对，切不可出差错；案例的分门别类则应做到规范、统一，特别在病证命名方面，应采用现行教材之命名，不可再像《临证指南医案》那样混入病因、病机、病位之类名称。只有认识到这些细节问题都可能在不同程度上影响有关报道及案著的质量，才能自觉而认真地对待。

（张笑平　张玉才　丁荣光）

第七章 中医病案的选讲

为了将前述中医病案的阅读与评析方法有机地加以综合运用，并避免与临床各学科教材中所述有关病证的诊治方法及其所附典型案例相重复，以便尽可能地从不同的侧面提高本书的实用性和特色性，为此特辟本章分析讲解业经选择而内寓较大启迪意义的一些案例。与此相呼应，各节皆以常案为点缀，变案为重点，误案为补充。需要说明的是，这里所说的常案系指以常理常法所诊治的案例，变案乃指以活理变法所诊治的案例，误案则指经调整治法所获取的著效而反证原先的初治辄剧与久治无效实因于某一诊治环节处理失误之案例。

第一节 外感病证类案选讲

寒温统一虽已成为当前外感病的发展方向，但因迄今毕竟还未统一，所以这里仍按伤寒病与温病分选案例讲解之。

一、伤寒病证类案选讲

主要选讲狭义伤寒病发生发展过程中所出现的六经本病、合病、并病以及类证、变证乃至坏证的诊治案例，但不包括借用《伤寒论》方所治内伤病证之案例。

〔一〕常案选讲

〔案73〕 一人伤寒六日，谵语狂笑，头痛有汗，大便不通，小便自利，众议承气汤下之，脉之，洪而大，因思仲景云"伤寒不大便，六七日头痛有热，小便清，知不在里仍在表也"，方今仲冬，宜与桂枝汤。众皆咋舌掩口，谤甚力，以谵语为阳盛，桂枝入口必毙矣。李（注：李指李中梓）曰："汗多神昏，故发谵妄，虽不大便，腹无所苦，和其营卫，必自愈矣。"遂违众用之，及夜笑语皆止，明日大便自通，故夫病变多端，不可胶执，向使狐疑而用下药，其可活乎。（《续名医类案·伤寒》）

述评：本案所病伤寒虽达六天之久，但因仍具头痛、有汗、小便自利三见症，遂断其证为中风表虚，并从腹无所苦而排除大便不通为胃家实之怀疑，又据脉洪大而归谵语狂笑为表虚汗多所致，所以才敢于力排众议而投以桂枝汤，药后所收效果又恰好反证其认证之确切。

〔案74〕 一人病伤寒，脉浮而长，喘而胸满，身热头痛，腰脊强，鼻干不得卧，许（注：许指许叔微）曰："太阳阳明合病，仲景法中有三证：下利者葛根，不下利、呕逆者加半夏，喘而胸满者麻黄汤也。"治以麻黄汤，得解。（《名医类案·伤寒》）

述评：本案既见脉浮、发热、头痛、腰脊强之太阳病表现，又具脉长、身热、鼻干、不得卧之阳明病见症，并出现喘而胸满之兼症，所以辨证属太阳阳明合病而偏重太阳之证，治用麻黄汤而病愈。案中从鉴别诊断出发而举及包括本病在内的三证，则系《伤寒论》第22、33、36三条条文的精神，说明许氏临证善于运用《伤寒伤》。

〔案75〕 胡晏，年50。病伤寒，16日不解，其证乍寒时，即以衣被厚覆，蒙头而卧，不胜其寒；乍热时，即撤去衣被，暴露其身，更用扇，不胜其热。如此一日夜十余次，医皆不识。万（注：万指万密斋）至，告以病状可怪，邀诊其脉，曰："不必诊，此易知耳，夫恶寒病在表也，何以无头痛症？恶热病在里也，何以无渴及便溺不利症？此病在半表半里，阴阳混乱也，阴气乘阳则恶寒，阳气乘阴则恶热，宜用小柴胡以治其半表半里之邪"，栀子、豆豉以治其阴阳错杂之邪，服之寒热不再作而愈。（《续名医类案·伤寒》）

述评：本案析证甚明，即其时病邪乃居于半表半里，少阳为枢，枢机不利，正邪交争，阴阳胜复交替，故当治用小柴胡合栀子豉汤，而药后效果则说明案中分析实具指点迷津之作用。

〔案76〕 郑××，女，24岁，农民。门诊号10145。

自诉间断高热半年余，开始为"感昌"，发热恶寒，继转高热（39℃～40℃），持续20多天，曾在他处检查心肺及血象均正常，服大量抗菌素及解热剂不效，乃转另院。检查心肺（一），血象 Hb 135g/L，WBC $5.6×10^9$/L，N0.75，L0.25，ESR 47mm/h。给服激素一周后，体温下降，波动在37℃～38℃，持续二个月，曾反复数次高热；再诊时发现左颈部有三个肿大的淋巴结，改服雷米封和注射链霉素二个月，高热仍间断发作，乃来天津治疗。

现症每天下午高热（39℃～40℃）无汗，每发前先冷后烧，伴口苦咽干，脘腹满闷，大便干，呈球状，小便黄赤；舌红，苔黄而燥，脉象弦实有力。辨证为少阳阳明同病，治以和解少阳，清热于阳明，予大柴胡汤二剂。

复诊时，热退症除，未再给药。三个月后，随访未复发。（天津医药 1978；2：73）

述评：本案病情缠绵近五个月，叠经中西医治疗而不效，持续处于发热之状态，然却并无阴伤津耗之征兆，相反的除具寒热往来、口苦咽干、脉弦等邪居少阳之见症外，且见有午后高热、脘腹满闷、便硬、苔黄燥、脉实有力等阳明燥热之表现，断证为少阳阳明同病当无疑议，故用药仅两剂，即使这一顽症迅趋全愈。

〔案77〕 王××，年近20。得外感数月，屡治不愈，取视前所服方，皆时俗清利之品。症见胸满，上身热而汗出，腰以下恶风，时夏历六月，以被围绕；脉弦，舌苔淡黄。此上热下寒证，遵张仲景古方治之，与附子泻心汤清上温下。黑附块3克（煮取汁），生川军3克，小川连1.8克，片黄芩1.8克。三黄以麻沸汤渍之，须臾绞去滓，纳附子汁，分温再服。

药完二剂，疾如失，为疏善后方收功。（《伤寒论方医案选编·寒热并用调理方》）

述评：本案系患外感表证，理当汗解，然前医却屡施清利之品，以致外邪未去而正气先伤，卫阳损并累及肝肾，邪化热而乘虚内陷，演成上热下寒之痞证，故此急投以麻沸汤渍三黄的附子泻心汤泻热消痞，扶阳达邪，俾邪热得除，阳气得复，其邪外达，其证即愈。其中以麻沸汤渍方中三黄，也为变通之法，可见常中又寓有变，常案与变案也只是相对而言罢了。

（二）变案选讲

〔案78〕 荔翁年愈强壮，冬月重感寒邪，诊脉细紧，见症寒热无汗，头痛体痛，初投附子理阴煎汗发不出，复诊方加人参、麻黄。翁曰："麻黄性悍，驶不能御，吾质素弱，恐不可服。"予笑谓曰："他人之麻黄或不可服，予之麻黄放心服之，盖医当论方，不当论药，若以此加入表散药中，则诚驶不能御，今合补剂，有人参、熟地监制之，虽勇过孟贲，也难以肆其强悍之性矣！古人用散法，有皮毛、肌肉、血脉、筋骨之殊，峻散、平散、温散、凉散之异。至于阳根于阴，汗化于液，云腾致雨之妙，独景岳先生得之，其所制理阴煎及麻桂饮、大温中饮数方，真可称长沙之功臣，而补其所未备也，况理阴煎后原有加麻黄之法，又何疑耶？"翁信予言，一服汗出而解。（《杏轩医案·洪荔原翁夹虚伤寒》）

述评：本案为真阴不足之体罹患太阳表实之证，病情相对复杂，解表则伤其正，扶正则留其邪，治当扶正祛邪，固阴发汗，然初诊所投理中汤之变方理阴煎（即理中汤去参、术，加熟地、当归而成）加附子，却未能得汗，究其原因，并非方不对证，而是病重药轻，故二诊即以前方加人参、麻黄，结果仅一服即汗出而病解。其中用药的关键之处就在于：将发汗峻药麻黄置于大补气血的人参、熟地的监制之下，使之汗而不伤其正，用其长而避其短，这一巧妙的变通之法，堪称匠心之独运。

〔案79〕 一乡人邱生者，病伤寒，许（注：许指许叔微）为诊视。发热、头痛、烦渴，脉虽浮数而无力，尺以下迟而弱。许曰："虽麻黄证而尺迟弱，仲景云：'尺中迟者，营气不足，血气微少，未可发汗。'"用建中汤加当归、黄芪，令饮。翌曰，脉尚尔，其家煎迫，日夜督发汗药，言几不逊矣。许忍之，但只用建中调营而已。至五日，尺部方应，遂投麻黄汤。啜二服，发狂须臾稍定，略睡，已得汗矣，信知此事为难。仲景虽云"不避昼夜，即宜便治"，医者须察其表里虚实，待其时日。若不循次第，暂时得安，亏损五脏，以促寿限，何足贵也。（《名医类案·伤寒》）

述评：本案又为气血两亏之体染有太阳表实之恙，本当标本兼顾，扶正祛邪，然因六脉无力而尺部迟弱，营血亏损较甚，同时发其汗，非但汗出无源，而且更伤营阴，甚或动风发痉，所以治当调补气血，和里缓急为先，用方则宜小建中汤加归芪，待其营气充足，仅投一剂麻黄汤，即使表邪随汗尽解，可见本案治方实从《伤寒论》第102条小建中汤证变通所出也。

〔案80〕 孔左，外邪袭于太阳，湿滞内阻中焦，有汗恶风不解，遍体酸痛，胸闷泛恶，腹内作胀，宜疏邪解肌，化滞畅中。川桂枝2.4克，仙半夏6克，炒枳壳3克，白蔻仁2.4克，炒赤芍4.5克，陈广皮3克，大腹皮6克，六神曲9克，紫苏梗4.5克，苦桔梗3克，赤苓9克，制川朴3克，生姜2片。（《丁甘仁医案·伤寒》）

述评：本案虽有太阳表虚之外证，但却兼有太阴湿阻之里证，有异于桂枝汤证、小青龙汤证、藿香正气散证，唯有以桂枝汤合藿香正气散化裁而治之，才是两全之法，这种将经方与时方有机地熔于一炉之做法，实是由常通变之典范。

〔案81〕 吴氏子，年20余，素有梦交之疾。10月间，患伤寒，头痛足冷，用发散消导，屡汗而昏热不除，反加喘逆，更医用麻黄，头面大汗，喘促愈甚，或以为邪热入里，主用芩连；或以为元气大虚，议用冬地。争持未决，张（注：张指张璐玉）诊之，六脉瞥瞥，按之欲绝，正阳欲脱亡之兆，急须参附，庶可望其回阳，遂疏回阳返本汤加童便以敛阳，三啜安卧；改用大剂独参汤加童便，调理数日，频与稀糜而安（《续名医类案·伤寒》）

述评：本案例素体肾亏，在患伤寒之后，又因前医屡施汗消之剂而酿成阳微欲绝之险候，宜急投回阳救逆之剂，以求一线之生路，为避药物格拒，并使之直达病所，故在选用明·陶华《伤寒六书·杀车槌法》回阳返本汤（由熟附子、干姜、甘草、人参、麦冬、五味子、腊茶、陈皮、葱白、黄连、蜂蜜组成）的同时，更佐以一味咸苦寒的童尿，待其阳回逆止，复以大剂独参汤加童尿巩固之，才使之化险为夷，其中从变通所用童尿、黄连、麦冬、五味等药，又具不可抹煞之功效。

〔案82〕　龚子才治一人，头痛发热，憎寒身痛，发渴谵语，日久不出汗，以大梨一枚，生姜一块，同捣取汁，入童便一碗，重汤煮熟食之，汗出如水，即愈。（《续名医类案·伤寒》）

述评：本案乃系表证未解，阳明热炽，治当小发其汗，故仿桂枝二越婢一汤之意，改用生姜、童便、大梨煮汤服之，其中以生姜表散外寒，童便清解里热，大梨养阴生津，变通得法，配伍巧妙，无怪乎药到而病除。

〔案83〕　钱仲昭，患时气外感三五日，发热头痛，服表汗药痛止热不清，口干唇裂，因而下之，遍身红斑，神昏谵语，食饮不入，大便复秘，小便热赤，脉见紧小而急。谓曰："此证全因误治，阳明胃经表里不清，邪热在内，如火燎原，津液尽干，以故神昏谵语，若斑转紫黑，即刻死矣！目今本是难救，但其面色不枯，声音尚朗，乃平时保养，肾水有余，如旱田之侧有下泉未竭，故神虽昏乱而小水仍通，乃阴气未绝之证，尚可治之。不用表里，单单只一和法，取七方中小方而气味甘寒者，用之准如神，白虎汤一方足以疗此，盖中州元气已离，大剂、急剂、复剂俱不敢用，而虚热内炽，必甘寒气味方可和之耳，但方须宜小，而服药则宜频，如饥人本欲得食，不得不渐渐与之，必一昼夜频进五七剂，为浸灌之法，庶几邪热以渐而解，元气以渐而生也。若小其剂，复旷其日，纵用药得当，也无及矣！"如法治之，更一昼夜，而病者热退神清，脉和食进，其斑自化。（《寓意草·伤寒》）

述评：本案已析明其人其证的标本关系，即阳明经证虽甚，然胃肾阴液重伤，纵而未绝，当治以小剂白虎汤频进之，遂按法于一昼夜连进五七剂，终使诸症霍然！执常方而变通用之，启人思绪。

〔案84〕　某，男，70余岁……。某年秋，患伤寒证，不治，久而化热，便难溲赤，头常晕……，渐加剧，不能起坐，坐则房屋旋转；发热，间或恶寒，继则昏瞀，发则口木舌强不能言，手足也不能动，耳聋呼之如无所闻，目灼灼直视，约需一小时始复常态，时谵语……。曾数就医，均以老年体虚，治当滋补，服药无效，病反日进。其中，有认为病有热象，当用清凉者，投之小效。迁延至春不愈，后来我（注：我指张方舆）处诊治。

脉六部洪滑，舌苔黄厚，口渴引饮，见其病杂且重，且以病久势急，不可草率，经查阅《伤寒论》阳明篇三阳合病一条，颇觉相近，治当用白虎汤……。处方：鲜茅根120克，生石膏60克，知母、花粉各15克，粳米9克，甘草6克。

服药后，病人顿觉清爽，眩晕大减，是日昏瞀仅发二次，但脉之洪滑不减，知其蕴热尚炽，非一二剂所能肃清，原方加量：鲜茅根250克，生石膏120克，知母、花粉各24克，党参15克，甘草9克，粳米1匙，先煎茅根，取汤去渣，再入余药，煎取清汤三碗，每小时服一碗，日尽一剂。

两天后，身即不重，耳不聋，转侧自如，昏瞀已不发。又服七剂，口也不渴，舌苔渐薄，大便也通。更进五剂，头晕始去，嘱慢慢糜粥自养。又十日，已能扶杖出门活动。（《伤寒论方医案选编·清热方》）

述评：本案见症复杂，酷似累涉肝脾之杂病，四诊合参，则可断其病为《伤寒论》第219条所述的三阳合病而阳明里热独盛之证，无疑也当用白虎汤为主而治之，然案中何以君以大剂量鲜茅根，并佐以花粉，继而配以党参，盖因阳明炽热极易耗气伤津并动血，而白虎汤经过如此灵活变通加味之后，非但更为对证，而且寓防于治，故而迅收全功。

〔案85〕 吴孚先治一人伤寒，身寒逆冷，时或战栗，神气昏昏，大便秘，小便赤，六脉沈（注：沈通沉）伏，或凭外象谓阴证，投热剂；或以脉沉伏也作阴治。吴诊之，脉沉伏，而重按之则滑数有力，愈按愈甚，视其舌则燥，探其足则暖，曰："此阳证似阴，设投热药，火上添油矣"。乃用苦寒峻剂，煎成乘热顿饮而痊（《续名医类案·伤寒》）。

述评：本案见症虽以寒象居多，但也不乏大便秘、小便赤之热征，这就需要详察细辨之，由此又诊得舌燥、脉重按滑数有力，遂而明断其病为真热假寒之证，治用苦寒之剂热服，运筹若定，胸有成竹，于常阵中布奇兵，仅以服法反佐而制胜。

〔案86〕 芮子玉，病伤寒，乃阴隔阳证，面赤足蜷，躁扰不得眠而下利，诊者有主寒主温不一，愈不能决。吕元膺以紫雪匮理中丸进，徐以冰渍甘草干姜汤饮之愈，且告之曰："下利足蜷，四逆证也，苟用常法，则上焦之热弥甚，今以紫雪折之，徐引辛甘以温里，此热因寒用也"。闻者皆叹服。（《宋元明清名医类案·吕沧州医案》）

述评：本案所谓阴隔阳证，也即上焦有热而中焦有寒的上热下寒之证，仲景曾就此证创用干姜芩连人参汤治之，吕氏则师其意而变其方药与用法，首以紫雪裹理中丸，以让紫雪丹先清其上，后以理中丸温其中，待其病势转缓，仍宗此用法而续进冰渍甘草干姜汤，这种变通用药方法，堪称为天才性的创造。

〔案87〕 杨右，脉象浮弦，汗多如雨，恶风发热不解，遍体骨楚，少腹痛拒按，舌苔薄而腻；病从房劳经后而得，风入太阳，皮毛开而经腧闭，蓄瘀积而气滞阻，即两感之重证也；亟宜温经达邪，去瘀消滞，以翼应手。川桂枝1.5克，白芍6克，清炙草2.4克，熟附子6克，云茯苓9克，砂仁2.4克，焦楂炭9克，五灵脂3克，两头尖4.5克（酒浸包），生姜3片。

此证一剂而愈，故录之。明日以桂枝汤加和胃之品调之。（《丁甘仁医案·伤寒》）

述评：本案为少阴阳虚兼太阳表邪，即所谓"两感证"，之所以不用《伤寒论》为之所出麻黄附子甘草汤与麻黄附子细辛汤，盖因是病得之于房劳经后，以致其外转为表虚，其内夹有瘀滞，病热骤然加剧，证变方变，遂予桂枝汤易麻黄、细辛，以调和营卫，并增五灵脂、两头尖、焦楂炭、砂仁、茯苓，以活血化瘀，消滞和中，变化出入悉具神机，如此重证，竟一剂获愈。

（三）误案选讲

〔案88〕 一武官为寇执，置舟中横板数日得脱，乘饥盗食，良久解衣扪虱，次日遂伤寒，自汗而膈不利。一医作伤食而下之，一医作解衣中邪而汗之，杂治数日，渐觉昏困，上喘息高。许（注：许指许叔微）诊之，曰："太阳下之，表未解，微喘者，桂枝加厚朴杏仁汤，此仲景法也"。指令医者治此药，一啜喘定，再啜热缓微汗，至晚身凉而脉已和矣。医曰："某平生未尝用仲景方，不知其神捷如此"。（《古今医案按·伤寒》）

述评：本案原本太阳表证，而前诊数医却囿于病史及胸膈不利之见症而一再误治，幸而未酿成险候，只因误下致使表邪未解，肺气反而上逆，故许氏仅处桂枝加厚朴杏仁汤而使之获愈。

〔案 89〕　孙××，男性，53 岁，山东人。

患者于入院前三天曾淋雨，前两日突然发冷寒战，继之发高烧，同时伴有腹泻，每天十几次，泻出物均为水样便，无腹痛，无里急后重及大便脓血；入院前一日出现咳嗽气喘，咳嗽为呛咳无痰，咳嗽时牵及右胸上部疼痛；次日发热增高，咳嗽气喘增剧。入院当日症状：发热不恶寒，汗出少，咳嗽气喘如前，小便短赤，口苦口干，渴欲饮水。患者既往身体健康……入院检查：体温 39.6℃，发育营养良好，急性病容，神清合作，唯精神困顿嗜睡，面色赤，舌微红，舌苔黄腻，气短时有呛咳，无痰声，语声清晰洪亮，脉浮洪数；肺检左右对称，起伏稍快，语音振颤右大于左，叩诊右上肺浊音，听诊右上肺有管状呼吸音……；化验检查 WBC 22.1×10^9/L，NO.92，大便检查（一）：X 光检查右肺尖及上野相当于上叶呈密厚均等普遍阴影，其他肺野清晰。西医诊断大叶性肺炎（右上叶），中医诊断肺热咳喘。

治疗经过：入院后……，完全用中药治疗。入院当日予白虎汤合小陷胸汤一剂无效，次日体温又高至 41℃，遂用麻杏石甘汤加葛根。服药后二小时即全身汗出，体温随即下降至 38℃，次晨体温 36.8℃，咳嗽气喘、胸痛等症状基本消失，仅有腹泻，遂停服麻杏石甘汤，改服葛根芩连汤。服药后次日体温又上升至 39.5℃，腹泻次数反而增多，遂停服葛根芩连汤，再予麻杏石甘汤加葛根一剂。服药后二小时又出汗，体温下降至 37℃，腹泻也明显好转，次日体温正常，改予竹叶石膏汤，以后体温未上升，症状完全消失，血象也转正常。（中医杂志 1959；2：39）

述评：本案入院之时的主要临床表现为但热不寒，咳喘胸痛，口渴有汗，腹泻溲赤，苔黄腻，脉浮洪数等，貌似邪入阳明，痰结心下，实则非但汗出不多，而且痛在胸而不在心下，显系表证失治，邪热壅肺，当为麻杏石甘汤证，然却投以白虎汤合小陷胸汤遏表助邪，陡增病热，一误也；二误则在于改投麻杏石甘汤加葛根获效之后，竟囿于腹泻之见症而按协热自利治用葛根芩连汤，殊不知其时腹泻并无腹痛、里急后重等表现，更何况水样腹泻本为邪出体外之一途，这就难怪药后腹泻陡增，体温复升，幸而及时重投麻杏石甘汤加葛根，才使之转逆为顺，实则一旦邪热解除，肺气调顺，不治泻则泻自减，此时再用竹叶石膏汤清热生津，益气和胃，即可清其余热，复其正气，从而使病情获得全愈而无反复。

二、温病病证类案选讲

温病包括风温、春温、暑温、湿温、伏暑、秋燥、大头瘟、烂喉痧等病证，现仍按上述三类病案择例讲解如下。

(一）常案选择

〔案 90〕 张××，男，2 岁。1959 年 3 月 10 日因发热三天住某医院。住院检查摘要：血化验 WBC $27.4 \times 10^9/L$，N0.76，L0.24，体温 39.9℃，听诊两肺水泡音。诊断：腺病毒肺炎。病程与治疗：住院后，曾用青、链、合霉素等抗生素药物治疗。

会诊时，仍高烧无汗，神昏嗜睡，咳嗽微喘，口渴，舌质红，苔微黄，脉浮数。乃风温上受，肺气郁闭。宜辛凉轻剂宣肺透卫，方用桑菊饮加味。处方：桑叶 3 克，菊花 6 克，连翘 4.5 克，杏仁 4.5 克，桔梗 1.5 克，甘草 1.5 克，牛蒡子 4.5 克，薄荷 2.4 克，苇根 15 克，竹叶 6 克，葱白 3 寸。

共进两剂，药后得微汗，身热略降，咳嗽有痰，舌质正红，苔薄黄，脉浮数，表闭已开，作余热未彻，宜清疏利痰之剂。处方：苏叶 3 克，前胡 3 克，桔梗 2.4 克，桑皮 3 克，黄芩 2.4 克，天花粉 6 克，竹叶 4.5 克，橘红 3 克，枇杷叶 4.5 克。

再服一剂，微汗续出而身热已退，也不神昏嗜睡，咳嗽不显，唯大便两日未行，舌红减退，苔黄微腻，脉沉数，乃表里未和之候。宜原方去苏叶，加枳实 3 克，莱菔子 3 克，麦芽 6 克。

服后体温正常，咳嗽已止，仍未大便，舌中心有腻苔未退，脉滑数，乃肺胃未和，拟调和肺胃，利湿消滞。处方：冬瓜仁 12 克，杏仁 6 克，苡仁 12 克，苇根 15 克，炒枳实 3 克，莱菔子 4.5 克，麦芽 6 克，焦山楂 6 克，建曲 6 克。

服二剂而诸证悉平，食眠二便俱正常，停药食养，痊愈出院。（《蒲辅周医案·儿科治验》）

述评：本案会诊时虽见高热神昏，但无谵语，结合口渴无汗、咳嗽微喘、苔微黄、脉浮数等表现，故断其证仍为风温上受，肺气郁闭，而在遣方用药方面，并未囿于腺病毒肺炎之辨病诊断而遣用芩连等苦寒之品，谨遵吴瑭"治上焦如羽"之说，仅处以辛凉轻剂，既散其上受之风邪，又清其在表之邪热，顿挫病邪，旋扭病热，这就为尔后的转诊换方而获取全功创造了极其有利的条件。

〔案 91〕 杨左，湿温已届三候，不特汗、痦均不获畅，而且四肢背脊尚觉恶寒，阳气不能敷布，与阳气之衰微者大相悬殊也。阳何以不布？湿阻之也；湿何以不化？饮食水谷资之助之也。为敌助粮，引虎自卫，非计也。拟开展气化，使湿随气行，则白痦及汗可以通畅。光杏仁、郁金、桔梗、藿香、滑石、生米仁、制半夏、通草。

此证经陈医屡投厚朴、佛手花、茵陈等，致有棘手之象，先生嘱以勿妄食、勿进补，一以宣化气湿法治之，果获渐瘳。案语卓然名论，不易多得。文涵志。（《张聿青医案·湿温》）

述评：本案湿温之所以迁延三候不愈，只因前医未经详审病机，却一味地投之于温燥化湿之剂，以致湿浊未去，气机阻遏，卫气同病，汗痦不畅。值此之治，唯有宣肺畅气，化湿泄热，俾气畅湿化，才可能使之渐次向愈，正如其门人吴文涵案后附注所云："一以宣化气湿法治之，果获渐瘳"。另案语中未涉前医之误的做法，也是值得称道的。

〔案 92〕 燥火上郁，龈胀咽痛，当辛凉清上。薄荷梗、连翘壳、生甘草、黑栀皮、桔梗、绿豆皮。（《临证指南医案·燥》）

述评：本案虽甚简明，但脉因证治俱备，而且所用方药乃为吴瑭《温病条辨》所命翘荷汤，可见其证乃为燥热内扰肺胃并随经上干清窍，其时尚当兼见苔薄黄而干，脉数等表现，其治则需禁用苦重之品。

〔案93〕　陈右，年30余岁，住紫金桥。患喉痧六天，痧布隐隐，壮热汗泄不多，口渴，咽喉腐烂，汤饮难进，数医不效，举室徬徨，邀余（注：余指丁甘仁）诊治。诊其脉洪数，视舌色前半红绛，中后薄腻而黄，余曰："此温疫之邪化热，半以入营伤津，半以蕴蒸气分"。拟清营解毒，清气达邪之剂，犀角地黄汤合竹叶石膏汤加荆芥、薄荷复方治之，数剂而愈。（《喉痧证治概要·治案十一则》）

述评：本案患时疫烂喉丹痧之病，也即隶属于急性传染病范畴的猩红热，就其见症而言之，疫毒之邪炽盛，并由气分渐入营分，故治用犀角地黄汤合竹叶石膏汤清营、解毒、生津为主，复加荆芥、薄荷辛凉疏透，冀希邪毒从气分而解，方扣其证，结果才使这一危重之证化验为夷。合之以前述三案，已将因感不同的温热之邪罹患处于不同阶段的温病之证治常法作了大致归述，这就为后面选讲变案奠定了基础。

（二）变案选讲

〔案94〕　顾左，发热咳嗽多痰，喉间霍霍有声，胸闷神烦，脉数而滑，此温邪夹湿蒸于肺胃，七日正炽。甜葶苈、光杏仁、制半夏、炒枳壳、炒苏子、金沸草、薄橘红、赤茯苓、云茯苓。（《张聿青医案·风温》）

述评：本案为外感风温，内停湿浊，湿热酿痰，阻于肺胃，只因喉间痰鸣为甚，表里热势相对为缓，故不用麻杏石甘汤而却仿其意治之，君以苦寒的葶苈子，泻肺逐痰，佐以杏苏散去生姜、前胡、甘草、大枣、宣肺化痰，解表和中，经此变通后，即使其方更为贴切其证。

〔案95〕　陈左，身热及旬，咳嗽痰有腥味，大便不实，舌质红，苔黄，脉滑数，白疹布而未透。风温袭入肺胃，湿热蕴蒸气分，证势非轻，拟轻清宣肺，轻可去实，《千金》苇茎加味。净蝉衣2.4克，生草1.5克，金银花9克，象贝母9克，连翘4.5克，嫩前胡4.5克，桔梗1.5克，冬瓜子9克，生薏仁9克，赤芍4.5克，桑叶9克，芦根15克（生节），鲜荷叶1角，金丝荷叶5张。（《丁甘仁医案·风温》）

述评：本案与前案相比，同中有异，异中有同，相同者均为外感风温，蕴痰阻肺；相异者彼为喉间痰鸣较甚，此为白疹未畅而咯痰又有腥味，故此治用银翘散合苇茎汤化裁，防治结合，寓防于治，既立足治其本证，又积极防其演变成肺痈之候，巧妙地将温病、杂病合治于一方。

〔案96〕　祝某，伏暑夹痰，寒热头痛，胃钝肢懈，咳嗽痰多。治宜清暑化痰。枳壳4.5克，焦山栀、青翘各9克，瓜蒌仁12克，广皮红4.5克，广郁金9克，前胡、苏子各6克，黄芩9克，嫩桑枝2尺。（《现代中医各家学说·何炳元》）

述评：本案为伏暑郁痰之证，病情纠葛，用药颇难，过用辛淡则伤阴涸液，过于苦寒则滞气伤中，益气生津又恐助热增痰，以致只能从变通其治而投之于轻清灵通之品，以求缓缓疏达气机，宣通上下，俾气通、痰化、热去，其证即可逐渐向愈。

〔案97〕　丁，口鼻吸入热秽，肺先受邪，气痹不主宣通，其邪热由中及于募原，布散营卫，遂为寒热。既为邪踞，自然痞闷不饥。虽邪轻未为深害，留连不已，热蒸形消，所谓病伤，渐至于损而后已。桂枝白虎汤。

又：气分之热稍平，日久胃津消乏，不饥不欲纳食。大忌香燥破气之药，以景岳玉女煎多进可效。忌食辛辣肥腻，自安。竹叶石膏汤加鲜枸杞根皮。（《临证指南医案·温热》）

述评：本案的通变之治主要在于：首诊时所见症主要为寒热、痞闷、不饥等，故断其证为热毒内伏募膜，外及肺卫，本可治用明·吴又可《温疫论》达原饮加减，然达原饮所治乃为湿浊秽毒之邪，而本证系为热毒羁于募原，布散营卫，遂借用《金匮要略》为温疟所出白虎加桂枝汤，俟"气分之热稍平"再转用竹叶石膏汤继续调理，帷幄运筹，随机应变。

〔案98〕　温××，男，38岁。酒客，病湿温，逾两周，阳明实证时未予急下存阴，病者因口渴不时食广柑以解渴，大肠热积交阻，致成口喷秽气，肠滞不下，津液内伤；某医予承气汤攻之，致大便下血不止，面色苍白，疲乏懒言，体温下降，四末欠温。切脉细弱如丝，邹（注：邹指邹云翔）谓其家人曰："病热至此，已成危矣，姑予补气养阴试之"。处方用炒防风5克，绵黄芪15克，东北参9克，清阿胶9克，大生地12克，浓煎，频频予服，效果与否，俟服完此剂后再商。至次日……，药后大见好转，出血已止。精神也见起色……，切脉较起，体温38℃，治仍原意。用黄芪9克，人参5克，清阿胶5克，地黄6克，炙龟版6克，咸寒滋阴，以退余热。一剂后，余热全退，精神比昨日又好，知饥欲食。仍用人参、山药、枸杞子、炒生地、北沙参、清阿胶、冬瓜子等，调理而愈。（《著名中医学家的学术经验·邹云翔》）

述评：本案系湿温几经误治所成气随血脱、阳微阴竭之危证，考虑到其时便血不止，诸如生脉散、参附汤、四逆汤等方皆非所宜，只能取独参汤、加减复脉汤、玉屏风散化裁而治之。其中，以参芪补气以统血，阿胶、生地滋阴泄热以止血，更以一味防风协黄芪，散补结合，补而不滞，立意深刻，配伍巧妙，药到血止，挽狂澜于俄顷。至于以后两诊，只不过步原出入而继进之。若言其用药独到之处，主要是三诊时，在大队补益之品中又巧妙地伍入一味淡渗之品冬瓜子，动静结合，常中寓变，使之滋而不腻，并除残余之湿邪。

〔案99〕　湿蕴半月，身热有汗起伏，白痦层出不穷，神倦且躁，四肢清冷，泛恶，便溏，渴不多饮，舌薄，脉软细；气阳不足，余邪留恋，恐其涉漫。银柴胡4.5克，青黛、黄厚附片（先煎）各9克，活磁石（先煎）30克，川桂枝2.4克，杭白芍4.5克，朱茯神、仙半夏各9克，橘皮4.5克。（《现代中医各家学说·徐小圃》）

述评：本案与前案均为湿温变证，然前案系由误治所致阳微阴竭之证，本急标缓，而本案则因反复出汗、发痦，屡耗阳气，以致低热稽留，正虚邪恋，标本俱急，故据证而灵活变通地治从扶正达邪，温阳理脾，和营疏表，并佐以潜降泄热，当可收取预期之效果。

〔案100〕　董左，初起风温为病，身热有汗不解，咳嗽痰多，夹有红点，气急胸闷，渴喜热饮，大便溏泄。前师叠投辛凉清解，理肺化痰之剂，似也近理。然汗多不忌豆豉，泄泻不忌山栀，汗多伤阳，泻多伤脾，其邪不得从阳明而解，而反陷入少阴，神不守舍，痰浊用事，蒙蔽清阳，气机堵塞。今见神识模糊，谵语郑声，汗多肢冷，脉已沉细，太溪、趺阳二脉也觉模糊，喉有痰声，嗜寐神迷，与邪热逆传厥阴者，迥然不同。当此危急存亡之秋，阴阳脱离，即在目前矣。急拟回阳敛阳，肃肺涤痰，冀望真阳内返，痰浊下降，始有出险入夷之幸。然乎否乎，质之高明。吉林参2.4克，熟附片2.4克，左牡蛎9克，花龙骨9克，朱获神9克，炙远志3克，仙半夏4.5克，川象贝各6克，水炙桑叶皮各4.5克，炒扁豆衣9克，生薏仁12克，冬瓜子9克，淡竹沥30克，生姜汁2滴，同冲服。另真猴枣粉0.6克（冲服）。

二诊：前方服后，肢渐温，汗渐收，脉略起，原方加光杏仁9克。

三诊：肢温汗收，脉也渐起，阳气已得内返，神识渐清，谵语郑声也止，唯咳嗽痰多，夹有红点，气逆喉有痰鸣，舌苔薄腻转黄。伏温客邪已有外达之机，痰浊逗留肺胃，肃降之令失司。今拟清彻余温，宣肺化痰。桑叶4.5克，桑皮4.5克，光杏仁9克，川象贝各4.5克，朱茯神9克，炙远志3克，炙兜铃3克，生薏仁9克，冬瓜子9克，淡竹沥30克，猴枣粉0.6克（冲服），鲜枇杷叶9克（去毛，包）。

四诊：服两剂后，咳嗽、气逆、痰鸣均已大减，咽喉干燥，痰内带红，舌边绛，苔薄黄，神疲肢倦，脉濡小而数，是肺阴暗伤，痰热未楚。今拟清燥救肺，化痰通络。蛤粉炒阿胶4.5克，南沙参9克，侧柏炭3克，竹茹6克，藕节2枚，桑皮叶各4.5克，粉丹皮4.5克，甜光杏9克，川象贝各6克，瓜蒌皮6克，蜜炙兜铃3克，冬瓜子9克，干芦根30克（去节），猴枣粉0.6克，竹沥30克（冲），枇杷露煎药。二三剂渐次告愈。（《丁甘仁医案·风温》）

述评：本案所患风温之病，原为热炽肺胃，只因前医屡施豉、栀等品伤阳伐脾，以致邪热非但未除，反而内陷少阴，真阳耗伤，阴阳欲脱，上热下寒，殊为棘手，是故并施回阳救逆、清肺降气之法，幸而阳回痰降，于是先后续用清肺化痰、清燥润肺等法而收全功。综观本案之诊治，若不是明辨阴阳寒热之转化，详审邪正标本之缓急，并灵活变通而遣药，如此重证，是根本无法挽回的。

〔案101〕　王皱石弟，患春温，始则谵语发狂，连服清解大剂，遂昏沉不语，肢冷如冰，目闭不开，遗溺不饮，医者束手。孟英诊其脉弦大而缓滑，黄腻之苔满布，秽气直喷，投承气汤加银花、石斛、黄芩、竹茹、玄参、石草蒲，下胶黑矢甚多而神稍清，略去汤饮。次日去硝、黄，加海蜇、莱菔、黄连、石膏，服二剂，战汗而鲜，肢和苔退，进粥，不劳余力而愈。（《王氏医案·春温》）

述评：本案为寒热之象互见的春温变证，其寒象为昏沉不语、肢冷如冰、遗溺等，其热征则为口喷秽气、苔黄腻等，关键就在于王氏能参合四诊，洞察真伪，责其证为真寒假热，并毫不犹豫地投之以承气加清热养阴开窍之品，从而使病情立现转机，后续诸效无不以此变通之举为转折。

（三）误案选讲

〔案102〕　高××，男，17岁，学生，住院号：78013。

患者四日前突然恶寒发热而经当地医院按"外感"处理之，然而药后发热反而逐趋加重，神志渐呈恍惚之状，迄至1987年7月6日，体温高达40℃，神志也处于昏迷状态，故于当日上午来我院急诊住院治疗。入院时除高热神昏外，并查见颈项强直，克氏征、布氏征均阳性，心肺（一）；外周血象示白细胞总数为$21×10^9$/L，中性粒细胞为0.85；脑脊液清晰透明，压力增高，细胞数为$0.32×10^9$/L；诊断为流行性乙型脑炎。入院后即输液，抗炎及对症治疗，并于第三日邀余（注：余指赵太丰）会诊。

刻下见症仍如前述，高热稽留不通，且见面红目赤，牙关紧闭，呼吸急迫，胸前隐约可见散在性瘀点，舌质红，苔黄微腻，脉滑数，证系气血两燔，治拟清气凉营，仍在上述有关西药的配合下，方予白虎汤合清营汤化裁。处方：金银花、连翘、生石膏（先煎）各30克，肥知母、天花粉各15克，粉丹皮20克，大生地、麦门冬、石菖蒲、广郁金、生甘草各10克。2剂，每日1剂，水煎取汁200ml，每小时鼻饲一次，每次15ml，昼夜不间。

7月10日二诊：体温非但不降，反而略增，余症依然，舌脉如前，自思辨证无误，恐系病重药轻也，故仍宗原方并改生石膏为40克，知母为20克。2剂，如前煎汁鼻饲。

7月12日三诊：病情仍无进退，并见口角流涎，脉转滑数，思之再三，顿悟病发盛暑，实为暑湿痰浊蒙蔽清窍使然，遂改从清暑化湿，涤痰开窍为治，方用香薷饮合二陈汤加减。处方：香薷15克，扁豆30克，广陈皮、清半夏、云茯苓、川黄连各12克，川厚朴10克，石菖蒲18克，4剂，每日2剂，煎法、用法仍如前。

7月14日四诊：体温逐渐降至38℃左右，眼欲睁，口能开，颈项无明显抵抗，克氏征、布氏征（一），苔转薄白，脉同前，效不更方，再予原方6剂，改为1.5剂/日，水煎取汁，三次分服。

7月18日五诊：体温为37.5℃，外周血象大致恢复正常，神志基本清醒，苔如前，脉滑小，原方去菖蒲，改黄连为5克，加苡仁、干葛各10克，5剂，每日1剂，水煎取汁，二次分服，并停所用西药。药尽体温正常，唯声低语微，舌质红，少苔，此为余热未尽，气阴两亏，改用加减清暑益气汤治之，先后计服15剂，迄至8月9日，诸症悉除，痊愈出院，追访至今，身体健康，无任何后遗症。（《中医失误百例分析·内科病证失误分析》）

述评：本案暑温业经确诊为流行性乙型脑炎，迄至会诊时，已处于逆变状态，据脉参症，原本属于暑湿痰浊蒙蔽清窍之证，治宜清暑化湿，涤痰开窍，然其时却不顾时令、苔腻、脉滑等情况，仅据高热、神昏、胸前隐约可见散在性瘀点等表现，即误断其证为气营两燔，投药无效，二诊竟仍认为系病重药轻所致，一错再错，直至三诊时，才得以改弦更张，投之以正对之治，从而扭转病势，转危为安。

〔案103〕李××，女，46岁，工人。住院号：810511。

患者于一个月前因洗澡而突然感到恶寒壮热，头部胀痛，周身酸楚；近一周来寒热如疟，午后加重，夜暮尤甚，黎明汗出而解，心中烦躁，口苦咽痛，脘闷纳呆，恶心欲吐，虽经西医解热、抗感染等治疗，但寒热始终不减，遂于1981年元月21日来我科住院治疗。刻下，体温38.5℃，上述诸症悉在，小便短黄，大便正常，血压17/13kPa，脉搏80次/分，神志清楚，颜面潮红，白睛无黄染，右侧扁桃体红肿（＋），悬雍垂轻度水肿，右颌下淋巴结肿大并触痛，胸腹扪之灼手，全身皮肤未见丘疹及瘀斑，心肺（一），肝功能正常，外周血象为白细胞总数$10.5×10^9$/L，中性白细胞0.70，淋巴细胞0.26，单核细胞0.04，舌尖红，苔腻而微黄，两脉弦数。脉症合参，少阳未尽，里热复起，治拟和解少阳，兼清里热，方予小柴胡汤加减。处方：醋柴胡12克，炒黄芩、法半夏、潞党参、净连翘各10克、金银花、麦门冬各15克，生甘草6

克，生姜3片，3剂，每日1剂，水煎取汁，二次分服。

元月24日二诊：药后虽无不适，然证情依在，舌质红，苔黄腻，脉弦细数，发热既久，阴液恐伤，故于和解清热的同时，复佐以养阴滋液之品，从原方化裁：醋柴胡、炒黄芩、净连翘各12克，金银花、干石斛、北沙参各15克，浙贝母、炒牛蒡子、山豆根各10克，淡竹叶、生甘草各6克，2剂，煎服如前。

元月26日三诊：体温39℃，诸症不除，神情困顿，乏力懒言，咽燥口苦，脘痞纳差，时时汗出，小便短赤，大便偏干，二日未解，外周血象示白细胞总数 16.2×10^9/L，中性白细胞0.83，淋巴细胞0.17，舌质赤，苔黄腻，脉转数实，遂请全科室会诊。思其寒热如疟，痞闷纳呆，苔黄且腻，其时虽值隆冬，但仍为伏暑之病，病在胆胃，温邪未尽，里热已炽，故使证情缠绵不解，治拟清胆泻热，和胃化独，方予青蒿清胆汤加减。处方：嫩青蒿、炒黄芩、蒲公英各15克，川黄连、姜竹茹、炒枳壳、细木通各10克，赤茯苓、全瓜蒌各12克，广陈皮5克，碧玉散6克（分冲）。2剂，仍如前煎服。

元日28日四诊：诸症趋缓，原方续服3剂，热退身凉，诸症悉除，遂带药出院巩固之。追访三个月，身体一直健康无病。（《中医失误百例分析·内科病证失误分析》）

述评：本案伏暑之所以误治，乃因墨守外感病诊治之常法也。实际上，其时暑湿虽伏于内，但在复感外寒的引动下，交阻于胆，以致寒热如疟，午加暮甚，脘腹满闷，舌苔厚腻，貌似少阳经证，实系少阳、阳明同病。所以既有少阳经证所不具有的脘腹满闷之见症，又有阳明腑病所不具有的寒热如疟之象，更有邪伏阴分所不具有的壮热、苔腻之表现，临证不可不详辨之。诚如清·徐大椿所指出："欲治病者，必先识病之名，能识病名，而后求其病之所由生，知其所由生，又当辨其生之因各不同而病状所异，然后考其治之法也"。（《医学源流论·病证不同论》）

〔案104〕 赵××，男，19岁，学生。

1968年10月8日初诊：患者自昨日起，突然发热恶寒，头痛头胀，干咳少痰，口干咽燥，小便微黄，大便正常，舌质干红，苔薄黄，脉浮微数，辨证为外感风热，侵袭肺卫，治拟清热解表，宣肺化痰，方予银翘散加减。处方：炒黄芩、蒲公英、金银花、净连翘、秋桔梗、炒苡仁、制半夏、瓜蒌皮各12克，象贝母、淡豆豉、薄荷叶、炒荆芥、生甘草各9克。2剂，每日1剂，水煎取汁，二次分服。

10月10日二诊：诸症不减，干咳加剧，痰黄稠而夹有血丝，鼻燥唇焦，苔黄燥，脉浮而数。思量前用一派苦寒清热之药，何以反而不效呢？复审脉症，始从诸多内热化燥之象，而悟及《医门法律·伤燥病》所论仲秋之时，多为燥气肆虐，遂改辨病为秋燥，辨证为温燥伤肺，灼津伤阴，治拟清肺泄热，润燥生津，方予清燥救肺汤合麦门冬汤加减。处方：生石膏15克（先煎），净连翘、天麦冬、北沙参、肥玉竹、光杏仁、瓜蒌仁、浙贝母、天竺黄、天花粉、干葛根、炙杷叶、生甘草各10克。6剂，如前煎服。

10月16日三诊，诸症悉减，苔转薄白而干，脉呈细弦，燥热未尽，津伤难复，原方去连翘、天竺黄，加干苇茎、东阿胶（烊化，兑服）各10克，先后计服10剂而愈。（《中医失误百例分析·内科病证失误分析》）

述评：本案所患秋燥之病，初诊即有干咳少痰、口干咽燥、舌质干红等温燥犯肺之见症，更何况时值仲秋，正如《医醇賸义·秋燥》称"立秋之后，湿气去而燥气来，初秋尚热，则燥而热"，然却误从外感风热施治，所用黄芩、蒲公英等苦寒之品，更伤其阴，而荆芥、半夏等辛燥之味，又灼其津，这就大大加剧了肺燥津伤之势，如不是二诊及时改投清燥救肺汤合麦门冬汤加减，无疑将酿致更为严重的后果。

第二节　内伤病证类案选讲

限于篇幅，这里已不能逐病逐证选列病案，而只能仿照清·蒋宝素《问斋医案》以五脏归病证的方法分择案例讲解之。至于所分肺、心、脾、肝、肾五系及其他病证，则宗《实用中医内科学》各系所涉病证归纳之。

一、肺系病证类案选讲

这里专就咳嗽、哮、喘、肺痈、肺胀、肺痿、肺痨、失音、鼻渊等病证，择案讲解之。

（一）常案选讲

〔案105〕　面色无华，咳嗽频仍，脉象弦细而大，恐春来木旺，现在蛰藏用事，必当葆固，真元不会走泄为宜。太子参9克，粉甘草2.4克，薄橘红2.1克，白术4.5克，云茯苓6克，半夏粉6克，杭白芍4.5克，香苏梗3克，炙冬花9克，苦杏仁6克，糖山楂4.5克。

咳嗽虽减，今又走泄，清上固下，拟方力图之。太子参9克，粉甘草2.1克，炙冬花9克，苏芡实4.5克，淮山药9克，大生地9克，苦桔梗4.5克，苦杏仁4.5克，竹茹（姜炒）3克。（《寿石轩医案·咳嗽》）

述评：本案咳嗽的见症虽有肝强克脾乘肺之象，但主要还因于脾虚失运，滋湿生痰，上渍于肺，肃降无权，故治用六君子汤健脾运湿，并加降气止嗽柔肝之品，遂使咳嗽旋即减轻，不料又动精关，以致不得不改从清上固下而治之。

〔案106〕　苏某，男，68岁，教师。

1989年8月7日初诊：素有老慢支之宿疾，叠经业师（注：业师指张笑平）辨证施治，已逾两年未作，近日来因贪凉饮冷而复发。刻下自觉微恶风寒，四肢酸楚，背紧如捆，冷如掌大，胸闷咳喘，咯痰水畅，用力咯出之痰色白黏稠，舌质淡，苔厚腻微黄，脉弦滑，审症参脉，当系痰饮渐趋化热之候，治以《金匮要略》苓桂术甘汤合葶苈大枣泻肺汤加味，药予：葛根15克，鹿角霜10克，桑枝15克，桂枝10克，白芍15克，茯苓10克，橘红10克，白术10克，炙甘草10克，葶苈子3克，大枣3枚。3剂，水煎服。

8月11日二诊：诉药后咯出较多稠痰，喘闷旋除，背冷著减，余症悉去，苔薄腻，脉沉弦，再予五剂而告愈。（广西中医药1991；6：259）

述评：本案喘证乃为本虚标实之证，其本虚为脾阳失运，内生痰饮，其标实为饮邪化热，壅阻肺叶，此即《金匮要略·痰饮咳嗽病脉证并治》所谓"夫心下留饮，其人背寒冷如掌大"；"心下有痰饮，胸胁支满，目眩，苓桂术甘汤主之"；"支饮不得息，葶苈大枣泻肺汤主之"，所以治当攻补并施，寒热并用，既用苓桂术甘汤加鹿角霜温化痰饮，又用葶苈大枣泻肺汤加橘红泻肺逐饮，复佐白芍、干葛、桑枝柔筋通络。

〔案107〕　崔左，咳呛已延月余，胸膺牵痛，痰味腥臭，临晚潮热，脉数，苔黄。烦劳过度，五志化火，平素嗜酒，酒湿生热，肝火湿热互蒸于肺，肺脏生痈也，急拟《千金》苇茎汤加味。鲜苇茎45克（去节），冬瓜子12克，生苡仁12克，冬桑叶9克，光杏仁9克，川象贝各6克，枳椇子9克，瓜蒌皮9克，丝瓜络6克，通草2.4克，鲜金丝荷叶10张（去背上白毛），枇杷叶露250克（后下）。另单方陈芥菜卤3克，豆腐浆60克和入炖温，每日服之。（《丁甘仁医案·肺痈》）

述评：本案肺痈迁延月余，无壮热而见潮热，当属溃脓期，热毒蒸肺，肺中蓄脓，咳唾腥臭，津液耗伤，故治用《千金》苇茎汤加减，清热解毒，肃肺排脓，并保肺阴。其中所用单方的意义和效果，值得进一步探讨。

〔案108〕　俞××，女，31岁，初诊日期：1963年5月10日。

患肺结核三年，伴肺不张，长期用抗痨药物治疗未见效果。经常咯血，午后潮热，咳嗽痰稠，右胸隐痛，肝区作胀，面浮神疲，形瘦色萎，不思纳谷，大便干结。此乃肺胀气阴不足，肝经气火有余，脾胃运化不健。先宜益肺气，健脾胃，佐以肃肺顺气清热之法。炙黄芪9克，炒白术9克，炙甘草3克，杏仁9克，陈皮4.5克，半夏4.5克，蒸百部9克，知母9克，青蒿子4.5克，炙鸡金4.5克。服药后，症状逐步改善，此方连服50余剂。

复诊（9月20日）：迭进益气养阴，清肺顺气，调和脾胃之法，低热已平，胃纳较佳，大便正常，但尚不耐劳累，容易引起潮热。近二三月来面色润泽，体重增加10余斤，乃佳象也。咳嗽减而未除，肝区有时作胀，舌淡，尖红，脉细，为气阴尚亏之象。再拟滋阴清肺，疏肝和胃之法。南沙参12克，炙甘草4.5克，桑叶皮各9克，银柴胡4.5克，元参9克，青蒿9克，白蒺藜9克，海蛤壳12克，白前薇各9克，淡竹茹4.5克。陈皮4.5克，广郁金9克。（《黄文东医案·肺痨五例》）

述评：本案系经确诊的肺结核病，隶属中医"肺痨"范畴，从其见症来看，肺阴亏虚，伤及络脉，内伤肝气，败损脾胃，治当益气肃肺，健运脾胃为先，不求速效，力求缓图，一旦得效，再予滋阴肃肺，疏肝和胃之剂，施治有序，始终顾及脾胃，用药平淡，平淡中见真功，起沉疴于不觉中。

（二）变案选讲

〔案109〕　咳而便泻，名曰"大肠嗽"。渐热恶寒，久成损怯，拟方力图之。土炒于术6克，赤石脂4.5克，杭白芍4.5克，云茯苓9克，禹余粮4.5克，粉甘草3克，生姜汁1茶匙（冲），大红枣3枚。（《寿石轩医案·咳嗽》）

述评：本案之大肠嗽，当因有痰无声而从大肠咳命之，《素问·咳论》谓"肺咳不已，则大肠受之，大肠咳状，咳而遗矢"，多因脾虚气陷不能上荣于肺使然，一般多治从补中益气，固肠止嗽之法，唯本案又兼发热恶寒之见症。所以治用四君子汤合赤石脂余禹粮。汤去参，加姜枣，健脾固肠，并协调营卫，见嗽不治嗽，舍其标而治其本，堪称为圆机活法也，只可惜乏复诊而不知效果如何耳。

〔案110〕　陈，久咳不已，肺金无权，不足以制服强肝，腹中作痛，姑拟平肝疏木法。金铃子（切）4.5克，青陈皮各3克，砂仁2.1克（研，后下），桑叶3克，制香附9克（研），广木香1.5克，郁金4.5克，楂炭9克，镑沉香0.9克（后下），茯苓9克。（《张聿青医案·咳嗽》）

述评：本案久咳兼腹痛之证，系因肝强克脾乘肺所致，也是舍标而治其本，俟肝得疏达，则脾气健运，肺气充沛，其咳自除，然如方中酌加柔肝泄火的白芍、山栀之味，或更贴切。

〔案111〕　吴××，女，46岁。

1981年4月26日初诊：据家属介绍，上半身皮肤及毛发不能与他人接触，触之即咳，即使隔着棉衣触其上肢或偷偷地摸一下头发尖，也必诱发剧烈咳嗽，病程已一年有余。剧咳时，面色绯红，涕泪俱出，眼球结膜充血，颈静脉怒张，甚者咯出鲜血数口，无痰涎，咳嗽时间长者1小时，短则10分钟；胸片报告"两肺未见实质性病变，心膈正常，双肺纹理增加"，血沉12mm/h，查痰未见癌细胞，三大常规检查也正常。某院诊断为"植物神经功能紊乱"，服过不少中西药均罔效。往诊时，患者卧床不起，因恐诱发阵咳，不敢与人接触，不敢走路，不敢发怒，不敢发笑，表情痛苦，身体消瘦，咽干口微渴，月经量少，溺黄，大便二三日一行，舌质淡紫，苔白薄微黄，脉沉细数（诊脉时引起咳嗽11分钟）……，似属气火上逆，肺津受灼之证，暂拟清热泻火，润燥止咳为治，少佐培土生金之品。芦根10克，蝉蜕10克，冬瓜仁10克，紫菀10克，冬花10克，阿胶（烊化）10克，马兜铃10克，杏仁10克，桃仁20克，沙参10克，粳米10克，上石膏18克，苡仁24克，甘草6克。水煎，1日3服。

4月29日家属电话告之，服药1剂，病情减轻，3剂服完，触之已不咳嗽，能下床搞轻微家务劳动，饮食增加，精神好转，效不更方，嘱连服原方3剂。

二诊（5月4日）：患者自述上半身皮肤毛发能与他人接触，除家务劳动外，还能去单位顾问一下工作。精神饱满，二便正常，仅咽喉干燥尚未全除。舌尖红，苔薄白，脉沉细。遂于原方去紫菀，加龟板20克，桑皮、地骨皮各10克，以增强滋阴降火之力，巩固疗效。

三剂毕，诸症悉除，舌脉平和，身体日趋康复，已正式上班工作年余，一切正常。（湖北中医杂志1993；2：43）

述评：本案为接触皮毛而诱发剧咳的怪证，怪证多痰多瘀，本证也不例外，参合脉症，则不难断其病机为肺胃热蕴，气逆血瘀，阴耗津伤，皮毛失养。病情复杂，治疗棘手，唯以《千金》苇茎汤合白虎汤化裁，并加养阴止嗽之品，想不到竟收著效，可见临证之要全在于灵活变通。

〔案112〕　顾童，寒入肺腧，稍涉感寒，则外寒与伏寒相触，遂致哮喘咳嗽频发，甚则见红，良由喘咳激损肺络，与吐血实属两途。伏寒既深，肺热不解，而肺为娇脏，过进辛温，恐转损肺，拟辛温寒合方，而用重药轻服法。麻黄（蜜炙）0.9克，川桂枝0.9克，石膏（煨，打）4.5克，生熟甘草各0.6克，白茯苓9克，淡干姜0.6克，光杏仁9克（打），冬瓜子9克。（《张聿青医案·喘》）

述评：本案为外感触发喘证，表寒外束，郁热不宣，并因喘咳激伤肺络，病情似复杂，实则仍属大青龙汤证，只因其人为孩童，恐难受此峻剂，故照用该方而仅授之以小量，也不失为以变求全。

〔案113〕　某，痰喘劳碌，感寒触发，呀呷有声，胸膺先觉不舒而病作，其痰阻气坠已非一日矣。阅苔白满，脉来沉弦，法当宗小青龙加减，姑宗仲景之意，不拘其方，俾得肺气宣通，则痰自下降。麻黄 0.9 克（炙），杜苏子（盐水炒）6 克，前胡 4.5 克，白芥子（炒黄）0.9 克，南沙参 9 克，生甘草 0.6 克，旋覆花 3 克（包），桂枝 0.6 克，煨生姜 1 片，瓜蒌仁（姜汁炒）6 克，白芍（土炒）4.5 克，橘红（盐水炒）1.8 克，枇杷叶 2 片（去毛）。（《张聿青医案·喘》）

述评：本案为外寒内饮之喘证，本可径投之以小青龙汤，然因痰阻气逆为甚，喘急而咳轻，故仿其方义而大易其药，主要去辛、夏、味三药，并广加润化顽痰、肃肺降气之品，从而使之更切其证。

〔案114〕　罗谦甫治一贵妇，年逾 50。身体肥盛，当八月中，霖雨时行，因过饮酒及潼乳，腹胀喘满，声闻舍外，不得安卧，大小便涩滞；气口脉大两倍于人迎，关脉沉缓而有力。罗思霖雨之湿、饮食之热，湿热太盛，上攻于肺，神气躁乱，故为喘满。邪气盛则实，实者宜下之，为制平气散，加（注：此字当删）白牵牛 60 克（半生半熟），青皮 9 克，槟榔 9 克，陈皮 15 克，大黄 21 克。《内经》曰"肺苦气上逆，急食苦以泄之"，故以白牵牛苦寒泻气分；湿热上攻喘满，故以为君。陈皮苦温，体轻浮，理肺气；青皮苦辛平，散肺中滞气，为臣。槟榔辛温，性沉重，下痰降气；大黄苦寒，荡涤满实，故以为使。为细末，每服 9 克，煎生姜汤，调下无时，一服减半，再服喘愈。仍有胸膈不利，烦热口干，时时咳嗽，再予加减泻白散，以桑白皮 30 克，地骨皮、知母、陈皮、青皮、桔梗各 15 克，黄芩、炙甘草各 9 克，锉如麻豆大，每服 15克，水煎服，数剂良愈……。（《名医类案·喘》）

述评：本案从体质、病史、见症等提示，其喘系因湿浊、痰热、宿食交阻所致，可考虑治用麻杏石甘汤合承气汤化裁，怎奈其时小便也涩，故而改遣平气散治之，虽说大黄在方中仅作佐使，但其用量却大于青陈皮两臣药之和，可见其时实藉牵牛、大黄分利二便而定其喘，时至今日，仍不失为一种创造。

〔案115〕　张××，男，44 岁。

1978 年 3 月因咳嗽、咯痰、胸痛、进行性呼吸困难入院。患者于 1977 年 3 月突然发高热，伴咳嗽、咯痰，经胸透诊为"肺部感染"，用多种抗生素治疗两个月，发热消退，但咳嗽咯痰未见明显好转，咯痰呈白色泡沫状，每日 10 余口，胸胁经常痛，胸闷气短，气喘，食纳减少，体重减轻。入院后检查，包括痰病理检查（有大量粉染蛋白样物，PAS 染色强阳性）与开胸活检，证实为肺泡沉着症。5 月 6 日开始用肝素、糜蛋白酶溶于生理盐水超声雾化吸入，服活血化瘀中药六剂，未见明显好转。现症：咳嗽，痰白黏不易咯出，两胁隐痛，胸中满闷，气短不足以息，上楼或活动稍多则气短乏力，纳呆，颜面晦暗不华，唇甲青紫，二便正常，脉沉细弦滑，舌体胖，有齿痛，舌下静脉怒张；证属胸中大气下陷，瘀血阻络，痰浊不化，处以升陷汤加味。生黄芪 25 克，知母 10 克，柴胡 10 克，升麻 3 克，桔梗 10 克，当归 10 克，川芎 10 克，丹参 15 克，旋覆花（布包）10 克，海浮石（布包）10 克，葶苈子 10 克，生薏仁 25 克。每日 1 剂，水煎服。服中药期间，仍继续应用超声雾化吸入。

服上方 6 剂，证情明显好转，饮食增加，气短减轻，痰量同前，乃于方中加杏仁 12 克。续服 30 剂后，饮食由每日 270 克增加至 750 克，行路上楼也不觉气短，并从 7

月 14 日开始慢跑锻炼，证情稳定，1978 年 7 月 27 日带方出院。处方：生黄芪 25 克，党参 15 克，知母 10 克，桔梗 10 克，柴胡 10 克，升麻 3 克，旋覆花（布包）10 克，黛蛤散（布包）15 克，冬瓜子 30 克，紫菀 10 克，杏仁 10 克，白前 10 克。

随诊一年，病情稳定，无明显变化。经中医中药治疗后，不但症状改善，肺功能检查也有明显好转。（中医杂志 1980；5：40）

述评：本案经确诊为肺泡沉着症，相当于矽肺病，隶属于中医"肺痿"范畴，究其脉症，则可归咎其病机为大气下陷，肺失肃降，治节无权，津液不布，滋生痰浊，气滞络阻，故治用升陷汤加开肺降气、涤痰化瘀之品，药证不悖，渐收著效，实为中医治疗是症开拓思路，积累了宝贵经验。

〔案 116〕　短气失音，喉中时作水鸡鸣，右脉如革，面浮色萎，肺胃应之，心下痞硬。补泻纷更，动无一效，甚于水令，剧于春候。拟进苇茎、越婢成汤，进饮三剂。石膏、桂枝木、白芍、杏仁、冬瓜子、生米仁。（《清代名医医案精华·薛生白医案》）

述评：本案失音虚实难辨，虚者面浮、色萎、短气、脉革也，实者心下痞硬、喉中水鸡声也，以致补泻纷更，动无一效，然因其证冬甚春剧，根据《内经》所述五脏病季节变化规律及病邪与时令主气的关系推测之，或病涉心脾，或邪为湿热交阻，合之于脉症，故从后者治从苇茎越婢化裁，这为失音诊治别开了门径。

（三）误案选讲

〔案 117〕　杨乘六治房氏子，年近 30，病咳嗽，午后稍安，医作伤风，连进芎苏、十神等剂，咽喉肿，痰涎上涌，更医则以为喉痹也，猛用芩连苦寒之剂，热益甚，喉益闭，气喘如锯，不寐不食，危证悉具。脉之，轻按满指，两尺更觉有力。面油红，其舌枯黑，其唇焦燥生皮，气自脐下冲上，此肾水不足，六味证也。乃不壮水之主，以制阳光，反用风燥以韧其阴，煽其火，致痰涌咽肿；复用苦寒以伤之，病剧而危，又何怪乎。遂予都气饮，一剂喘定而熟睡，醒则肿痛、痰涎已减，饮食渐加，继用六味合生脉、归脾加白芍间服，月余咳嗽也愈。（《续名医类案·咽喉》）

述评：本案原为阴虚咳嗽之证，屡经误投辛温与苦寒之剂，反复耗液伤阴，以致热炽喉闭，气喘如锯，已成真阴欲竭之危候，如不及时投以都气饮（六味地黄加五味子），其后果则不堪设想。

〔案 118〕　杨××，女，35 岁，干部。

患者宿恙哮证九年有余，每于月经前两周发病，一旦经潮，即趋缓解，发时每多求助于抗生素、激素加以治疗。此次又如前而作，遂于 1989 年 7 月 15 日延余（注：余指晃学成）诊治。刻下咳嗽喘急，喉间痰鸣，不能平卧，口咽干燥，食欲不振，二便正常，既往经期或前或后，常伴小腹疼痛，经量适中，颜色偏暗，时夹瘀块，面色黎黑，神情萎顿，两肺布满哮鸣音，心脏听诊正常，肝脾未触及，血常规等检查结果也均在正常范围，舌质暗红，苔薄白，脉弦细而涩。辨证为痰饮内伏，肺失清肃，本缓标急。暂以宣降肺气，化痰止哮为法。方仿小青龙汤化裁。处方：炙麻黄、淡干姜各 6 克，川桂枝 9 克，杭白芍 12 克，北细辛 4 克，炙甘草、制半夏、云茯苓、五味子、炙杷叶各 15 克，3 剂，每日 1 剂，水煎取汁，二次分服。

7 月 18 日二诊：病情如故，苔脉如前，详问病史方知因恚怒所触发，纵观病情，顿悟病由气滞血瘀所为，胞络瘀阻，上逆于肺，清肃失司而咳哮不已。治宜理气活血，肃降平哮。处方：制香附30克，全当归、正川芎、怀牛膝、生石膏（先煎）、桑白皮各15克、桃仁、红花各10克、粉丹皮、杭白芍各12克，川桂枝9克，炙麻黄、炙甘草各6克，3剂，如前煎服。

7月21日三诊：诸症悉减，复予两剂病除，再予健脾益肾之剂调理善后。随访半年，月经正常，哮证也未再发作。（《中医失误百例分析·内科病证失误分析》）

述评：本案哮证病程长而病势急，每发必咳哮倚息，痰鸣有声，初诊即予小青龙，妄图从速平其咳哮，殊不知病机既误，药岂中的，何有寸功。二诊得知病因恚而发，且与月经休戚相关，复察其苔脉，改断为气滞血瘀所致，盖因肺朝百脉，功主肃降，与五脏六腑相通，而恚怒伤肝损络，瘀阻胸脉，每于经潮将潮而引动瘀浊，上干肺脏，清肃失司，遂发咳哮，此正如《素问·咳论》谓"五脏六腑皆令人咳，非独肺也"，故从肝脾气血设治而获痊愈。

〔案119〕 虞恒德治一羽士，年50余，素有喘病，九月间得发热恶寒证，喘甚，脉洪盛而似实，一医作伤寒治，而用小柴胡汤加枳壳、陈皮等药，六日后欲行大承气；一医曰："此伤食也，宜用枳实导滞丸"，急论不决。虞视之，二医皆曰"脉实气盛当泻"，虞曰"此火盛之脉，非真实也，观其短气不足以息，当作虚治"，而用补中益气加麦冬、五味，入附子0.9克煎，二帖脉收敛，四帖而病减轻，六帖全安。（《名医类案·喘》）

述评：本案喘证之所以误作伤寒与伤食，盖因其脉洪盛，实则此脉乃阴火上炎之象，而阴火上炎又源于中气亏虚，其时尚应兼有汗出不止，甚或肢冷，口渴不欲饮，舌淡，脉重按无力，故治用参附汤合补中益气汤、生脉散之复方，治其病本，不治喘而喘自平。

〔案120〕 黄敬修兄店内有同事鲍宗海者，因感风寒，喘嗽多日，就彼地某姓老医看视，谓其证属内亏，药与地、归、参、术。予见方，劝其勿服。宗海以为伊体素虚，老医见识不谬，潜服其药，是夜喘嗽益甚，次日复往加减，医谓前药尚轻，更增黄芪、五味子，服后胸高气筑，莫能卧下，呻呀不休，闭闷欲绝。敬兄询知其故，嘱予拯治。予曰："前药吾原劝其勿服，伊之不信，况加酸敛，邪锢益坚，如何排解？"敬兄云："渠与我同事多年，不忍见其死而不救！"揣摩至再，立方用麻黄、桂枝、细辛、半夏、甘草、生姜、杏仁、葶苈子，并语之曰："此乃风寒客肺，气阻痰凝，因而喘嗽，医不开解，反投敛补，以致闭者愈闭，壅者愈壅，酿成肺胀危证，《金匮》云'咳逆倚息不得卧，小青龙汤主之'，予于方中除五味、白芍之酸收，加葶苈、杏仁之苦泻者，盖肺苦气上逆，急食苦以泻之，如救眉燃，不容缓待也。"敬兄欣以为然，即令市药，煎服少顷，嗽出稠痰两盂，胸膈顿宽，再服复渣，又吐痰涎盏许，喘定能……，次剂麻桂等味份量减轻，参入桔梗、橘红、茯苓、苏子，更为调和肺胃而痊。（《杏轩医案·鲍宗海风寒喘嗽误补肺胀欲绝治验》）

述评：本案所谓肺胀一病，相当于现代医学中的肺气肿、肺心病，多因长期慢性咳喘气逆的反复发作，致使五脏功能失调、气血津液运行敷布障碍所形成，唯其每因外感、劳累而发作或加剧，因外感而发作者，又无不为本虚标实，本缓标急，其时则当急者治其标。本案初发之时，即当如此而治之。然前医却仅治其本而不治其标，仅补其虚而不攻其邪，一误再误，酿成危候，程杏轩氏则不然，明断标本，施治有序，先后以小青龙合葶苈大枣泻肺汤、加减小青龙汤以及调和肺胃之剂稳扎稳打，步步为营，使其病情日趋减轻，彻底获愈。

二、心系病证类案选讲

这里主要就惊悸、怔忡、心痛、心痹、不寐、多寐、健忘、昏迷、癫狂、痫、痴呆、百合病等病证，择案讲解之。

（一）常案选讲

〔案 121〕 惊悸易泄，腰痛足软，有似虚象而实因痰火，盖脉不弱数，形不枯瘁，未可遽与补也。半夏、炙草、秫米、橘红、茯苓、竹茹、远志、石菖蒲。（《柳选四家医案·静香楼医案》）

述评：本案惊悸酷似肾阴不足之证，之所以断之于痰火内扰之证，除案中所述"脉不弱数，形不枯瘁"之外，尚当兼见口苦目眩、心烦失眠，苔微黄腻等表现，于是治用半夏秫米汤合温胆汤化裁，主要是去后一方中的破气耗阴之枳实，加化痰开窍之远志、石菖蒲。

〔案 122〕 芄兄恙抱怔忡，久而不愈。每发心旌摇摇，头晕神倦，辗转不安。予诊之曰："此烦劳郁伤，心脾肝三经病也"。方定黑归脾汤去木香加白芍、柴胡，合逍遥散，间参以麦冬、五味、柏子仁、丹参、牡蛎之属。疾发虽轻，然犹未断，芄兄忧之，予曰："神者伸也，人之神好伸而恶郁，郁则伤神……，情志中病，未可全凭药力，务须摒烦颐养，方能除根。"如言间散半载，服煎药两百剂，至今疾不复发。（《杏轩医案·家芄生兄怔忡治法》）

述评：本案怔忡系由郁劳抑肝伤脾并耗心血使然，故始终治用归脾汤、逍遥散化裁，证治并无特殊，主要贵在坚持，特别是能从精神调摄等方面积极地配合。

〔案 123〕 李××，男，56 岁。初诊日期：1979 年 12 月 8 日。

患者胸闷头晕 10 年。经××医院心电图检查诊为"冠心病，后壁供血不良"，住院用活血化瘀法治疗，效果不显，在家休息已二年。现症：胸闷头晕，纳呆食少，恶心，近几月来下肢酸痛，怯冷感凉，近火盖被也无减轻，苔薄白，脉弦滑。证属寒痰阻滞，痹阻经络。治拟温脾化痰，通痹活络。方药：桂枝 10 克，白术 10 克，云茯苓 15 克，生甘草 5 克，姜半夏 10 克，竹茹 10 克，陈皮 10 克，枳实 10 克，全瓜蒌 10 克，薤白 10 克，葛根 10 克，桑枝 30 克。服药 10 剂后，头晕、胸闷、恶心均减，下肢凉感略轻，脉弦滑，苔白，舌润，原方再进。

后以上方出入，增加党参 10 克，干姜 3 克，淡附片 3 克，每服 10 余剂，服至1980 年 3 月，复查心电图未见异常，患者已全天上班。（《现代名中医类案选·胸痛》）

述评：本案心痛虽经心电图检查而确诊为冠心病，但因既往治用活血化瘀之剂已无效，故而详审脉症而判定寒痰痹阻经络，于是选用苓桂术甘汤、温胆汤、瓜蒌薤白白酒汤乃至人参四逆汤化裁而治之，并加葛根升清阳，桑枝通经脉，药证不悖，连治三月余，遂获著效。

〔案 124〕 段××，女，37 岁。

1982 年 3 月 15 日初诊：自诉整日打呵欠欲睡已有年余，时轻时重，经前尤甚。虽经多方医治，但疗效不显。近来晨起即思睡，甚或边吃饭边打鼾，经前乳房胀痛，口黏口臭，食入欠馨，舌质红，少苔，脉左弦右缓。脉症合参，当因肝郁气滞，化火灼阴，克伐脾土，滋生内湿使然，阴虚夹湿，治疗颇为棘手。姑拟疏肝敛阴，健脾化湿法治之，药用：银柴胡 6 克，乌梅、绿梅花、红玫瑰、佛手花、青陈皮、郁金、佩兰叶各 9 克，生麦芽、太子参、苍白术、苡仁各 12 克。

药进一剂，嗜睡即减，三剂药毕，嗜睡悉除，一切正常。（辽宁中医杂志 1983；1：19）

述评：本案多寐乃因脾虚湿困所成，唯其脾虚又源于肝强气郁，而郁久化火又耗阴液，为求两全之计，是故一面疏肝并敛阴，一面健脾并化湿，前者药味多而予小量，后者药味少而取重量，配伍得当，效如桴鼓。

〔案 125〕 邓××，男，21 岁，工人。

1964 年 11 月 19 日初诊：患痫证已三年，始发数月一次，愈发愈频，近则一月数作，多次就医，不见效机。发前心中烦乱，继则卒然仆倒，不省人事，两目上窜，牙关紧闭，口中不时吐出白沫，喉中痰鸣如锯，有时还发出怪叫，项背强直，四肢瘈疭，一般约经 15 分钟左右方可苏醒，醒后较困，余皆如常。小便常黄，大便时干，脉弦滑有力，舌嫩红，多涎，苔微黄而薄腻。缘由脾虚失运，痰湿内聚，肾阴素亏，肝阳易亢，厥阴气逆，夹痰上升，壅塞经络，蒙蔽清窍所致。病势顽固，暂拟丸剂缓图，仿温胆汤合白金丸治之。清半夏 45 克，云茯苓 45 克，川枳实 30 克，薄橘红 30 克，淡竹茹 5 克，制胆星 30 克，白矾 12 克，广郁金 30 克，灵磁石 45 克，炒建曲 45 克，大枣 60 克，甘枸杞 30 克，陈小麦 60 克。上药共研极细末，水泛为丸，大若绿豆，朱砂为衣，每次 6 克，每日二次，温开水送服。

1965 年 1 月 14 日复诊：经用前药，前后只发作两次，发时昏睡时间也趋缩短，脉弦缓，苔薄白，原方加青礞石 30 克，再制丸剂，如前服用。

1965 年 6 月函访，回告一直未复发。（江苏中医 1965；8：29）

述评：本案痫证的病因不外痰、火、风，病位不离肝、脾、心，故治用平肝泄火、涤痰宁神之剂，邪却正安，痫证当可停发乃至全愈。

（二）变案选讲

〔案 126〕 梁××，男，40 岁，工人。

1985 年 2 月 15 日初诊：两月前因劳累并发感冒而突然发现心脏时有停搏感，叠经中西药物治疗，早搏始终未能控制，近又因再度感冒而加剧，遂求余（注：余指张笑平）诊治。刻诊：体胖神疲，胸闷短气，心时动悸，烦躁失眠，口苦口腻；舌体胖质红，苔微黄，脉结代而弦；心电图提示频发性室性早搏（平均为 18 次/分左右）；胸透为阴性。辨证为痰湿化热，阻遏胸阳。予自拟"早搏停"方（注：该方的药物组成为常山 3～12 克，苦参 15～30 克，姜半夏 9 克，茵陈、瓜蒌皮、虎杖各 9～15 克，丹参、炙黄芪、炙甘草各 9～30 克）6 剂，每日 2 剂，并嘱停用其他药物及戒烟。

2 月 18 日复诊：诉药后诸症悉减，结代脉为 7 次/分左右，仍予原方 3 剂，改为每日 1.5 剂。药毕正值阴历除夕，虽仅偶有心脏停搏感，但恐停药后再度加剧，故径至余家索方 5 剂，每日一剂，2 月 25 日复查心电图示早搏消失，追访二年余未见复发

（新中医 1987；8：17）。

述评：本案系由频发性早搏所致怔忡之证，脉症合参，责其病机为痰火阻遏胸阳，所用清热化痰、宽胸和络的"早搏停"方当属正治之法，唯其方中专选内含奎尼丁的常山以及具有β受体样作用的苦参为君，实为据证参病变通组方精神之体现，个中深意，值得玩味。

〔案 127〕　陈××，女，45 岁，干部。

1983 年 5 月 18 日初诊：因胆囊炎反复发作导致局灶性心肌炎而在某医院住院治疗近两月，诸证明显改善而出院，近日来又见频发早搏，故延余（注：余指张笑平）诊治。症见面色萎黄，语言低微，头昏胸闷，心时动悸，白带频多，舌质淡红，边有齿痕，苔薄白，脉迟而结代。心率 48 次/分，律不齐，频发早搏（平均为 10 次/分左右），莫菲氏征阴性。胸透示心脏略大，心电图示窦性心动过缓，频发性室性早搏，右束支不完全性传导阻滞，ST 段轻度改变。辨证为心阳不足，脾阳失运，湿停络阻，温煦无力，暂予"早搏停"方（注：该方的药物组成参见案127）加炙麻黄 3 克、川桂枝 10 克，炒白芍 15 克，生白术 12 克。3 剂，每日 1.5 剂。

5 月 21 日复诊：心率增至 64 次/分，早搏降至 1～3 次/分，续予原方 3 剂，每日一剂。药后心电图复查示早搏消失，故改以辨证论治半年余，诸恙悉除，随访至今，早搏一直未复发。（新中医 1987；8：17）

述评：本案怔忡系见于心肌炎一病，案中已明析病机，据其病机而治用功专清热化痰，宽胸和络的"早搏停"方已非所宜，然加用麻、桂、芍、术四药后，非但使得所用之方由寒转温，而且更增通阳和络、健脾利水之效，尤其远藉黄麻中所含麻黄碱以协桂芍增加心率而疗窦性心动过缓，诸药相合，则使室性早搏迅速得除，其组方变通之工巧实为别开生面。

〔案 128〕　姜××，女，15 岁。1975 年 10 月患风湿性心肌炎住某医院，五周后出院，以后低热、心悸、气短、神疲、脉细数，法当补心养阴，清热解毒。处方：生地 9 克，麦冬 18 克，沙参 30 克，甘草 9 克，茯苓 12 克，杏仁 9 克，蒲公英 30 克，银花 9 克，紫花地丁 12 克，远志 9 克，枣仁 9 克。水煎服。间断服药 30 剂，历时三月而治愈。（《现代中医各家学说·赵锡武》）

述评：本案怔忡又见于风湿性心肌炎一病，从病程与见症来看，当属气阴不足，心失所养，宜用炙甘草汤治之，然实际用方却为生脉饮合茯苓杏仁甘草汤加清热解毒、养心安神之品，可见赵氏认为其时饮邪未尽，余毒犹存，这也是病证参合组方的结果，而具体疗效足以反证，这一变通不无一定的道理。

〔案 129〕　林××，男，52 岁。

1958 年 11 月初诊：心前区绞痛频发，两次住院，心电图不正常，确诊为冠心病。睡眠不好，只能睡 3～4 小时，梦多心烦，醒后反觉疲劳，头痛，心悸气短，不能久视，稍劳则胸闷隐痛，脉沉迟，舌边缘燥，中有裂纹。由操劳过甚，脑力过伤，肝肾渐衰，心肝失调。治宜调理心肝。处方：酸枣仁 15 克，茯神 9 克，川芎 4.5 克，知母 4.5 克，炙甘草 3 克，天麻 9 克，桑寄生 9 克，菊花 3 克。5 剂。

二诊：服药后睡眠好转，头痛减，脉微弦，右盛于左，舌同前。原方加淡苁蓉 12 克，枸杞子 9 克。

三诊：睡眠好，心脏也稳定，未犯心绞痛，脉两寸和缓，两关有力，两尺弱，舌正红无苔，原方去知母、天麻、桑寄生，加黄精12克，山萸肉6克，山药9克，5剂；桑椹膏，每晚服15克，并制丸药滋养肝肾，强心补脑，以资巩固，处方：人参9克，白术9克，菊花9克，枸杞子15克，山药15克，茯苓9克，茯神9克，麦冬9克，川芎6克，山萸肉15克，苁蓉15克，生地黄30克，黄精30克，酸枣仁15克，远志6克，广陈皮9克，共研为细末，炼蜜为丸，每丸重9克，早晚各服一丸，温开水送下。（《蒲辅周医疗经验·内科案例》）

述评：本案系由冠心病所致心痛、失眠并见之证，治疗并未盲目地据病而遣活血化瘀之方，相反地紧扣辨证而主用酸枣仁汤加味调理心肝，复诊又从尺脉虚弱而宗原方加苁蓉、枸杞滋补肝肾，结果两证皆除，足见其心匠之独运也。

〔案130〕 郜××，女，39岁。病历号：51、6、96。

素患月经不调，经期提前，血块甚多，腰酸腹胀。近两个月来，由于家庭问题郁闷不舒，烦躁易怒，以致失眠，有时入睡易醒，有时彻夜不眠，有时虽能安卧而乱梦极多，醒来仍甚疲倦，饮食无味，二便尚属正常。六脉弦，左关独盛……。脉症相合，当以理血疏肝，调节冲任法，拟用逍遥散、胶艾四物汤加味治之。处方：醋柴胡4.5克，杭白芍10克，全当归10克，生熟地各10克，春砂仁4.5克，炒白术4.5克，朱茯神10克，川杜仲10克，酒川芎4.5克，朱寸冬10克，川续断10克，祁艾叶4.5克，阿胶珠10克，炒远志10克，磁朱丸（北秫米10克，同布包）6克，炙甘草3克。

二诊：前方服七剂，腹胀腰痛均减轻，睡眠大为好转，连日均能睡七八小时，梦也不多，感觉全身舒畅，月经届期未至。近日离京返乡，要求调经常方。处方：醋柴胡4.5克，壳砂仁4.5克，杭白芍10克，酒川芎4.5克，朱茯神10克，沙蒺藜10克，祁艾叶4.5克，朱寸冬10克，白蒺藜10克，生熟地各10克，酒当归10克，阿胶珠10克，酒元胡4.5克，鸡血藤10克，炒远志4.5克，益母草10克，月季花6克，代代花6克，炙甘草3克。每届经前一周，服6剂。

二月后，患者来信云，两次经前均服此方，血块甚少，经行也畅，别无他证，询问是否仍再服用，函复停汤药，以玉液金丹巩固疗效。（《施今墨临床经验集·神经衰弱症》）

述评：本案为月经先期伴失眠之证，两者均因肝失疏泄，冲任失调所致，所以并不多用安肝镇静之品，主要以逍遥散疏肝气，胶艾四物汤调经血，俟血气荣，肝得养，则睡眠自安，这是治病求本之法，又不失变通之意。

〔案131〕 邑城朱绍光，营业商埠。积劳过度，半有前患脐腹部痛，一夕忽呕吐血块，冲气逆上，嘈杂昏瞀，势濒危殆。适余（注：余指徐大桂）是晚抵城，急延诊视。脉弦而急，盖肝火内攻，冲气上越之证，余取乌梅丸意，用黄连、黄柏、椒目、细辛、吴萸、沙参、乌梅，重加生白芍。以进丑刻，即见清醒，病势平缓，继进益胃养阴法加楝子、青皮，调理半月而愈。（《现代中医各家学说·徐大桂》）

述评：本案昏迷并非蛔厥使然，而因于劳伤脾，郁伤肝，土虚木克，肝气犯胃，郁火逆胃，由渐而著，由著至变，然又不越中虚下实，寒热错杂之藩篱，故借乌梅丸寒热并用，土木两调，邪正兼顾，辄收其效，内寓变通之奥妙，甚堪玩味！

〔案132〕 桂××，男，30岁。

患者于1955年11月14日因煤气中毒入院，当时昏迷不醒，脉搏几不能触及，情势危急，进行抢救。经大量输血，生命虽已挽回，但神识迄未清醒，二目呆直，呼唤不应，牙关紧闭，两手拳握，全身僵直，汗出甚多，有时四肢震颤痉挛，然手足尚温，饮食全赖鼻饲，体温忽升忽降，高至T39.5℃，低至T37℃，二便失禁。会诊时，入院已28日，是时医院除静脉滴注葡萄糖、生理盐水外，未用其他西药治疗。舌苔因口紧闭未能见，脉搏来去迟数不匀，乍大乍小……。急拟开窍以复神明，活血以推陈致新，兼以强心扶正，用固本之法，以望转机。处方：芫蔚子6克，石菖蒲6克，西洋参6克（另炖，兑入）。将上药煎得后，另加西牛黄粉0.3克，元寸香粉0.3克，安宫牛黄丸1丸调匀，鼻饲。

二诊：前方连用二日，两目呆直稍见活动，呼唤时已有反应，出汗减少，体温降至37.5℃，且趋稳定。六脉缓而无力。处方：炙黄芪30克，酒当归30克，节菖蒲6克，酒川芎5克，芫蔚子10克，西洋参5克（研末冲）。煎浓汁化安宫牛黄丸1丸，鼻饲。

三诊：前方连服6剂，体温正常而稳定，神志转清醒，不用鼻饲，已能口服流食，听觉视觉均见好转，有时表现憋气状，心跳又显快速，四肢仍不能活动，大便干。舌苔垢腻淡黄，六脉数软。拟活血、通络、润便法为治。处方：酒当归6克，酒川芎5克，芫蔚子6克，节菖莆6克，炒远志10克，炒枳实6克，左秦艽6克，朝鲜参5克（另炖，兑服）。煎浓汁送十香返魂丹1丸。

四诊：服四剂，神识更见清醒，询问症状虽不能答对，但有反应；肢体渐能活动，予以软食咽下正常，大便干燥，有时尚现痉挛现象。舌苔垢腻而黄，脉数而滑。处方：生蒲黄10克，芫蔚子6克，酒川芎5克，西红花5克，当归尾6克，制蝎尾3克，桃杏仁各6克，川桂枝3克，赤白芍各6克，北柴胡3克，嫩桑枝20克，桑寄生20克，双钩藤3克，盐地龙10克，左秦艽6克，怀牛膝12克，炒远志10克，节菖蒲10克，当归龙荟丸10克（包煎）。

五诊：服药10剂，大便已通，神识清楚，但语言尚不能随意，仍时有痉挛现象。舌苔黄厚，脉软无力。处方：龙胆草6克，芫蔚子10克，鳖甲15克，节菖蒲10克，山楂炭10克，蝎尾3克，炙黄芪25克，酒川芎5克，党参10克，油当归12克，炒建曲10克，麻仁15克，桃杏仁各6克，炒枳壳5克，蒲黄10克，炒枳实5克。

六诊：前方服六剂，情况大见好转，不仅语言自如，且能歌唱"东方红"，神情举止容易激动，有时剧烈抽搐一阵，汗出仍多。舌苔薄黄，六脉虚数。处方：云茯苓6克，生牡蛎（生龙骨15克同打布包先煎）15克，紫贝齿（紫石英10克同打布包先煎）10克，云茯神6克，双钩藤15克，节菖蒲10克，酒地龙10克，制蝎尾5克，川桂枝3克，杭白芍10克，酒川芎5克，北柴胡3克，炒远志10克，东白薇6克，首乌藤25克，炙甘草10克，鹿角胶10克（另烊，兑服）。

七诊：……。

八诊：服六剂，情况良好，神识清楚，痉挛未作，唯觉体软无力，心跳睡眠不安，食不甘味。舌苔正常，六脉微数而软。再拟强心、安神、和胃法治之。处方：节菖蒲6克，炙黄芪45克，朱寸冬10克，龙眼肉12克，五味子10克，冬白术10克，云茯苓10克，云茯神10克，生枣仁10克，熟枣仁10克，炒远志10克，鸡内金10克，朝鲜参5克（另炖，兑服），生牡蛎12克（生龙骨12克同打先煎），半夏曲10克（北秫米12克同布包）。

九诊：服药四剂，于 1956 年元月 21 日出院，已能扶杖行走，举止神情如常人，现症全身乏软无力，尤以两腿为甚。舌苔正常，六脉沉细无力。拟用丸药培补……（《施今墨临床经验集·其他疾病》）

述评：本案为煤气中毒所致昏迷重证，虽经西医多方抢救，但迄会诊时仍为外脱内闭之险候，非具真知灼见者难施转危为安之法。综观前后九诊，一二诊重在开窍活血，配以益气养阴，遂使热退神清；三至五诊主以活血通络，润便解痉，佐以益气和营，又使语启肢动；六至九诊逐步转向培育气血，调补脾肾为主，活血和络为辅，终使神情正常，倚杖而行。所有这一切无不归功于审证详明，施治精当，特别是用方不泥古而有法度，选药能创新而有条理。

〔案 133〕 上年夏季，痰火迷心，神呆语乱，治之而愈。至今复发，脉浮小弱，舌心红而苔薄白，语言错乱，哭笑不常，凭脉而论，似属心风，盖由风入心经，蕴热蒸痰所致，用《本事》独活汤法。独活、防风、黄芩、山栀、元参、石菖蒲、胆星、茯苓、橘红、甘草、竹叶、鲜生地。（《柳选四家医案·环溪草案医案》）

述评：本案癫狂实为痰火蒙心，灼津动风，治当清心涤痰，开窍定志，并佐以养阴息风，故取《本事方》独活汤（系由独活、羌活、防风、人参、前胡、茯苓等 14 味药所组成）健脾祛风之意，灵活变通组方遣药治之，实则遣用独活、防风并非切证，盖因是证并非感受外风所成，如易为竹茹、钩藤乃至大黄，或更适宜。

〔案 134〕 张××，男，40 岁。

初诊（1972 年 3 月 16 日）：（代诉）1966 年间患者因事思虑太过，久而成疾，初见精神抑郁，继则出现一侧头重痛，心中烦热，胸闷失眠，有时或喃喃乱语，或呆若木鸡，1971 年昏倒一次，曾在当地中医治疗，服药未效，因症状逐渐加重，遂由家人陪同来诊。当时患者表情淡漠，神态呆滞，不欲言语，心中烦热，胸闷不适，头痛失眠，须服安眠药才能入睡，并见手颤，胁痛，牙痛，胃纳欠佳，大便秘结，小便频数。诊见脉数而沉实，舌苔霉酱色。证属痰火内郁，扰乱心神。治宜清心除烦，消痰化浊，以栀子豉汤加味。淡豆豉 9 克，山栀子 18 克，石菖蒲 9 克，莱菔子 9 克，桔梗 9 克，橘皮 6 克，紫金锭 1.5 克（冲服）。

二诊（3 月 20 日）：服上药三剂后，患者自觉心胸舒畅，症状明显好转，两胁痛、头痛均减，大便已通，尚见手颤失眠，下午仍觉烦热；脉数，苔霉酱色。前方既效，继服三剂。

三诊（3 月 23 日）：患者上述各症俱已日减，病有好转，精神较开朗，已能自述病情，脉转弦数，舌苔灰黄，但痰火仍未全消，继用消痰清热法。方药：山栀子 15 克，胆南星 9 克，枳实 9 克，川厚朴 9 克，淡豆豉 9 克，莱菔子 9 克，瓜蒌仁 15 克，石菖蒲 9 克，甘草 6 克。3 剂。

四诊（3 月 27 日）：患者下午胸中仍烦热，下半夜已能入睡，头痛胁痛已消解，胃纳转好，脉舌如前，继用前法而加重清心除烦之品。方药：法半夏 12 克，胆南星 9 克，黄连 3 克，竹茹 9 克，枳实 9 克，莱菔子 9 克，川厚朴 9 克，瓜蒌仁 12 克，石菖蒲 9 克。3 剂。

五诊（3 月 20 日）：患者精神好，睡眠安宁，各症基本消失，唯觉时有头胀，继用前方加减，再服丸剂而愈。（新中医 1974；2：25）

述评：本案癫证有似痫，然其所发的一次昏倒，并无口吐涎沫、肢体抽搐之表现，投用清心化痰之剂当属正治常法，唯其据证选用豆豉、桔梗、紫金锭，解郁辟秽，又不失为独到之举，其构思甚称巧妙也。

〔案135〕　汤××，男，38岁。

初诊日期：1972年9月10日。

因患血吸虫病，今春口服锑剂疑中毒，经中西医多次治疗未效。半年以来，多次发作，每次发作约2～3分钟，痉挛咬牙，口吐白沫。患者体格瘦长，面容忧郁，六脉沉细，舌苔白腻，舌尖红。胸胁苦满，腹肌拘挛悸动，头痛甚剧，心慌，睡眠不安，二便如常。曾经神经科检查诊为癫痫。服多种西药，虽能昏睡，但醒后头痛更甚，近一个月来连续发作四次，发病前头痛更剧，患者焦急惊怖。柴胡10克，白芍10克，黄芩5克，制半夏5克，党参8克，桂枝6克，甘草6克，龙骨9克，生牡蛎9克，钩藤9克，淮小麦30克，大枣6枚，生姜3片。

11月23日：服药14剂后，头痛大减，癫痫未发，略有心慌，夜梦纷扰，原方再服14剂。

12月10日：症状均消失，原方略事加减，随访四年，未闻复发。（《现代名中医类案选·癫痫》）

述评：本案出自当代名医叶橘泉之手，四诊合参，当由气郁痰阻而变生痫证的，叶氏所投《伤寒论》专为太少兼病而出的柴胡桂枝汤一方，实属经验用药，据《现代名医类案选》专就斯案所加"评按"告称，叶氏治用本方的要点，乃是抓住胸胁苦满与腹肌拘挛紧张两大见症。这是因为前者乃少阳病的主证之一，后者乃指心下有物结聚支撑之感，也即"心下支结"也，本案也正是据此而施之，或可谓之主要用于治疗腹型癫痫。据报道，日本人也曾根据上述两见症而采用柴胡桂枝汤治疗癫痫433例，结果治愈125例，显效79例，其中脑电图消失率为64％，值得进一步探索之。

（三）误案选讲

〔案136〕　刘××，女，28岁。1960年患感冒，医者用麻桂重剂发汗，汗后遂漏不止，神虚怯，触事怔忡不宁，常欲闭户独处，或时悲伤欲哭，唯饮食尚可，随因调养失宜，续见头痛晕，怔忡，健忘，失眠诸证。诊为神经官能症。曾经治疗，久病不愈。就诊时，面如蒙垢，头晕难举，两目昏蒙（一目原有星翳），怔忡耳鸣，梦寐不安，口苦胸闷，时欲呕恶，脉弦滑，苔浊而腻，情绪不乐，言出泪下。辨证：浊痰入扰，痰浊不去，清阳不升。治法：舒郁降痰。方药：温胆汤加味。京半夏9克，茯苓9克，枳实6克，郁金6克，竹茹6克，胆南星4.5克，陈皮4.5克，甘草3克，建菖蒲2.4克。

服10余剂，头晕痛减轻，苔稍退，仍觉嘈杂怔忡不宁，烦热不寐，脉仍弦滑有力，仍用前方加丹皮4.5克，白芍9克，炒枣仁12克，再服七剂，饮食睡眠正常，苔已退，脉较前和缓，唯早起眩晕，触事易惊，恐邪去正虚，神虚舍空，余痰仍有入扰之机，仍予温胆汤加丹参12克、远志4.5克、龙眼肉5枚、炒枣仁12克，连服一月，病遂全愈。（《现代名中医类案选·惊悸怔忡》）

述评：本案怔忡系因误治所成，一是当汗而过汗，心液大伤，神失所养；二是调养失宜，肝火疏达，郁火内扰，以致诸症蜂至，虚实夹杂。迄至接诊时，已见诸如痰火内扰之征，是故而投之以温胆汤加味，待痰火势缓，旋即增伍柔肝养心和络之品，主方不变，加味灵活，终使邪却正安而收全功。

〔案137〕 李××，男，53岁，工人。住院号8208355。

患者宿恙"十二指肠球部溃疡病"已达15年之久，只因昨日中午饮食稍稍过量，旋即胃胀满隐痛，先曾频频呕吐所进之食物，继则嗳腐吞酸，胸闷口苦，遂于1982年11月3日傍晚急诊收住我院。经采用有关西药治疗因效果不佳，故于翌日延余（注：余指褚玉槐）会诊。刻下除呕吐已止外，余症仍如前述，神疲体倦，四肢乏力，面色苍白，心肺（一），腹软，剑突处压痛明显，舌质暗红，苔白腻，脉沉细而滑。脉症合参，辨证为宿食滞胃，气机不通。治宜消导行滞，和胃止痛。方宗保和丸加减。处方：槟榔片、焦山楂各15克，建神曲、炒莱菔子、云茯苓、清半夏各12克，广陈皮、鸡内金各9克。2剂，每日1剂，水煎取汁，早晚分服。

11月6日二诊：脘腹胀满、嗳腐吞酸虽除，但上脘隐痛如故，且诉心前区不适，胸闷气短，苔脉如前，心率82次/分，律整，心音低钝，心电图检查示左心前壁供血不足，遂改断其证为脾虚失运，聚湿生痰，复加宿食滞胃，浊气逆胸，抑遏胸阳，痹阻心脉，发为胸痹；当以宣痹通阳，化浊通络为治。处方：薤白头、川桂枝、化橘红、清半夏、云茯苓各12克，檀香（后下）9克，瓜蒌皮15克，紫丹参30克，3剂，如前煎服，同时肌注瓜蒌皮与丹参注射液，各1支/次，3次/日，另嘱暂时禁食，密切观察病情变化。

11月9日三诊：胃痛已除，胸闷气短、心前不适大减，原方加炙黄芪15克，明党参12克，1剂/日，如前煎服，并改针剂为参麦针加25％葡萄糖液静推，1支/次，2次/日。如此治疗七天后停用针剂，15天后诸症悉除，心电图复查已恢复正常，遂于11月25日带药出院继续调理。追访至今，病情一直稳定。（《中医失误百例分析·内科病证失误分析》）

述评：本案胸痹只因素有胃脘疼痛之病史，加上又以伤食致使剑下疼痛、呕恶嗳腐而急诊求治，以致首诊只治胃不治心，难以中的，实则《证治准绳·心痛胃脘痛》早就明谓"胃脘逼近于心，移其邪上攻于心，为心痛者也多"，更何况《内科学（上册）·心绞痛》（人民卫生出版社1979年版第232页）也称"不典型的心绞痛，疼痛可位于胸骨下段、左心前区或上腹部"，倘其时能据此及时进行心电图检查，即不至于出现上述失误，反思患者每因饮食不当所致胃脘疼痛之表现，或可能类似于饱餐试验诱发心肌供血不足之征兆，也即"不典型的心绞痛"，值得引起临床医师们的注意。

〔案138〕 黄××，男。去岁寒冬腊月彻夜工作，通宵达旦一周之久，嗣后入夜不能安眠，心烦躁怒，不日遂发为狂证。症见神志狂乱，日夜不眠，争吵骂詈，狂自奔走。诊视其目光斜视，舌苔黄润，脉搏洪大，推断其心肝火旺，痰迷心窍，引起阳狂，处以生铁落饮合酸枣仁汤增损，嘱服2剂。药尽复诊时，狂躁更甚，扬手掷足，不断高喊有人陷害他，时欲拼命；察其脉虽洪大，但久按重按则空虚乏力；舌苔虽黄，但薄而滑润，舌体胖大；触其手足肌肤发冷，故前投方药无效。按阴寒凝集，虚火上炎，心神失守之阴狂论治，改投桂枝加龙骨牡蛎汤合交泰丸加味。桂枝10克，白芍10克，炙甘草5克，鲜生姜3片，大枣4枚，熟枣仁12克，茯神12克，夜交藤15克，川连 3 克，肉桂末 3 克（分吞），龙骨 30 克，牡蛎 30 克（二味打碎，先煎）。

服药三剂，切中病机，神志稍清，状若常人，并能自述心烦心慌，睡眠不实，脉之洪大也趋和缓，继续守方服药，剂量减半。又 10 剂，病获痊愈，嘱服金匮肾气丸 0.5 公斤，巩固善后。追访年余，病情未见反复。（辽宁中医杂志 1982；4：30）

述评：本案系相对少见的阴狂之证，即《金匮要略·五脏风寒积聚病脉证并治》所谓"阳气衰者为狂"也，只因其时阴寒内盛而迫虚火上炎，以致误诊为阳狂，实则只要详察细触，并不难逮其真谛，唯其又兼假热之象，故在治方中不得不以小量黄连反佐之，以收温阳化饮，交通心肾，潜降摄纳，引火归原之目的，从而使之立呈转机，这样才可能借助于尔后的调治而获痊愈。

三、脾系病证类案选讲

主要针对呕吐、反胃、吐酸、痞满、胃痛、腹痛、呃逆、噎膈、泄泻、便秘、胃缓、脱肛、肠痈、狐惑、口疮、口糜等病证，择案讲解之。

（一）常案选讲

〔案 139〕 李士材治兵尊高元圃，久患呕吐，李诊之曰："气口大而散，此谷气少而药气多也，且多犯辛剂，可以治表实，不可以治中虚；可以理气壅，不可以理气弱。"用熟半夏 15 克，人参 9 克，陈仓米 30 克，白蜜 5 匙，甘澜水煎服，10 剂全安。（《古今医案按·呕吐》）

述评：本案呕吐延久，胃气虚弱而不能受纳，倘再施以辛温燥烈之剂，则胃气益虚而呕吐益甚，故治用大半夏汤加陈仓米补虚降逆，才使呕止病除，唯其服用时，尚需缓缓呷饮之，待至呕缓，始可顿之。

〔案 140〕 郭××，男，38 岁。因胃脘刺痛反复发作，于 1976 年 6 月 7 日来院诊治。患者于 1972 年开始胃脘痛，经钡餐透视为十二指肠球部溃疡。目前空腹胃痛，刺痛拒按，痛处固定不移，伴有烧心，吐酸，黑便，舌质微红，苔薄黄腻，脉弦细。辨证：气滞血瘀，郁久化热，且有伤络征象。治法：活血化瘀止痛，调血以和气。方药：炙刺猬皮、九香虫、佛手、元胡粉（冲）、甘草各 4.5 克，马尾连 6 克，白芍、金铃子、香橼皮各 9 克，煅瓦楞 12 克，吴萸 1.5 克。

上方服六剂后，空腹胃痛大减，吐酸已止，唯脘胀倒饱，食欲差，前方去芍、草、连、萸，加枳壳、砂仁、香附、大腹皮等行气宽中，开胃醒脾；又服三剂，胃脘痛胀基本消失，食欲增加。一个月后，因饮酒病情反复，仍按前法治疗，也收同样效果。（新医药学杂志 1977；10：15）

述评：本案胃痛业经确诊为十二指肠球部溃疡，其时所有见症无不可以气郁化火、瘀阻络伤这一病机解释之，治当疏肝泄热，活血止血，和中缓急，方用金铃子散合左金丸、芍药甘草汤加味，特别还巧妙地配伍一味玄明粉，借其通下作用，以收六腑以通为补之功效，寓意深刻，颇具胆识。

〔案 141〕 虞天民治一人，年 50 余。夏秋间得噎证，胃脘痛，食不下或食下良久复出，大便燥结，人黑瘦甚。右手关前弦滑而洪，关后略沉小；左三部俱沉弦，尺带芤。此中气不足，木来侮土，上焦湿热，郁结成痰。下焦血少，故大便结燥；阴火上冲吸门，故食不下。用四物以生血，四君以补气，二陈以祛痰，三合成剂，加姜炒黄连、枳实、瓜蒌仁，少佐砂仁。又间服润肠丸，或服丹溪坠痰丸。半年服煎药百余帖而全愈。（《古今医案按·噎膈》）

述评：本案为膈之前驱的噎证，仅为食不下，或食下良久复出，尚未发展成格食不入或食下即吐，结合其他见症，也不外气血两亏，痰瘀交阻，本虚标实，虚实夹杂，所用方药均为正对之治，但获效的关键还在于坚持。

〔案142〕　男，41岁。1961年10月以来，每日腹泻，有时失禁遗裤，初为水泻，一天20多次，近变为鹜溏，一天4～7次不等，便前肠鸣漉漉，无腹痛感，纳食尚佳，脉细带弦，舌质红，苔黄白厚腻。诊断为脾阳不运而湿不化，直趋大肠为泻，泻久伤阴，阴虚生热，且现水不涵木现象。治法仍宜温养中焦为主，稍佐升清，如果因舌红而用苦寒，势必脾阳更伤而下陷。方药：党参、黄芪、山药、诃子、炮姜、炙草、红枣、葛根、升麻。

服四剂后，苔腻化薄，舌质不红，肠鸣减少，原方去升、葛，加破故纸。又服八剂，自觉周身有力，粪便转厚，但一天仍有4～5次，继用附子理中合赤石脂禹余粮汤复方。（《现代名中医类案选·泄泻》）

述评：本案久泻虽有水不涵木，阴虚内热之兆，但主要仍呈一派脾虚湿盛之象，故治用真人养脏汤加减，获效后则以附子理中合赤石脂禹余粮汤续治之，以求脾肾两补，拔其病根。另案中强调医者不可因见舌红即辄投苦寒，以防更伤脾阳而致下陷，这实是临床必须引以注意的问题。

〔案143〕　陆左。

初诊：痛在脐右斜下一寸，西医所谓盲肠炎也。脉大而实，当下之，用仲景法。生军15克，芒硝9克，桃仁15克，冬瓜仁30克，丹皮30克。

二诊：痛已略缓，右足拘急，不得屈伸，伸侧牵腹中痛，宜芍药甘草汤。赤白芍各15克，生甘草9克，炙乳没各9克。

三诊：右足已伸，腹中剧痛如故，仍宜大黄牡丹汤以下之。生川军30克，芒硝21克（冲），桃仁15克，冬瓜仁30克，丹皮30克。拙巢（注：拙巢为曹颖甫的晚号）注：愈（《经方实验录·肠痈其三》）

述评：本案肠痈的脉症俱实，一、三诊均放胆使用大黄牡丹汤泻热逐瘀，散结消肿，二诊转用芍药甘草汤加乳没的目的，无非是缓急止痛，三诊所用芒硝、生军的剂量竟分别高达21、30克，意在速战速决，以挫病势于瞬间，然又必以首诊药后未见大泻为前提，后学者切不可师此而孟浪用之。

（二）变案选讲

〔案144〕　童某某，女，35岁。

候诊时呕吐不止，披发捶胸，面赤，舌厚腻，白中带黄，诉胸中难进，如火焚，有气上冲。柴胡9克，竹沥30克，茯苓9克，珍珠母30克，青皮6克，川连2.4克，苏子9克，白芍9克，钩藤9克，瓜蒌皮9克，桂枝3克。

复诊：服药一剂，所患全失，昨今判若两人，舌尚腻白，胸间气闷。柴胡9克，白芍9克，苏子9克，桂枝6克，广郁金9克，陈皮6克，茯苓9克，瓜蒌皮9克，香

附6克。三剂后不再作，停诊（中医杂志1959；4：56）

述评：本案从呕吐时的见症提示，其病机当为肝气郁结，横克胃土，化火气逆，肝络失畅，治宜疏肝镇逆，清胃止呕，然据法却无成方可循，只能灵活变通组方遣药而治之，所组方药虽面面俱到，但在众药中唯授竹沥、珍珠母以大剂量，这就突出了其重点还在于镇降，无怪乎药后呕吐旋止，余症也悉除。

〔案145〕　杨某，男，15岁，学生。

1990年3月18日初诊：朝食暮吐，暮食朝吐，迁延月余，叠经当地医院中西医多方治疗罔效。素体虚弱，每因受寒饮冷即有脘胀腹泻，此次病起春节之后，始觉胸腹痞满，时欲呕恶，不思食，食后即吐，继则饮食锐减，食久反出，逐渐消瘦。查前医处方，或清胃导滞，或温中和胃，或化浊降道……。刻诊精神萎顿，面色萎黄，口干苦黏，脘腹痞满而喜按，不思饮食，食入尚安，久则复出，吐物多为不消化食物及痰涎，大便溏少，小溲微黄，舌质淡，多齿痕，苔薄白，舌后部黄腻，脉沉细，重按弦滑，X线胃肠摄片示十二指肠壅积症。审症参脉，其证当属脾寒胃热，升降失和，治拟温脾清胃，升清降浊，方仿丁香透膈散合竹茹汤化裁。药予：葛根20克，姜竹茹、姜半夏、广陈皮、白术、太子参、淡干姜、白豆蔻（后下）、紫苏梗、枇杷叶各10克，丁香（后下）6克，升麻、熟大黄各3克。3剂，每日1剂，水煎取汁，早晚分服。

3月21日二诊：脉呈细缓，舌后部苔转薄，首剂药后曾腹泻大量酸臭味黏液性稀便，便后即觉脘腹畅快，食入知味，三天未再呕吐，余症悉减，效不更方，再予原方五剂，如前煎服。

3月27日三诊：神振食增，面见华色，苔脉正常，余症俱除，遂予炙黄芪30克，炒枳壳15克，谷麦芽各20克，葛根10克，30剂，1剂/日，水煎取汁，早晚分服，每次送服参苓白术散10克，并嘱慎寒热，调饮食，加强体育锻炼，注意劳逸结合，4月28日X线胃肠摄片复查示十二指肠壅积症告愈。（安徽中医学院学报1990；3：30）

述评：本案反胃即《金匮要略·呕吐哕下利病脉证治》所谓"趺阳脉浮而涩，浮则为虚，涩则伤脾，脾伤则不磨，朝食暮吐，暮食朝吐，完谷不化，名曰胃反。……胃反呕吐者，大半夏汤主之。"推其见症，也为脾阳素亏，唯其复加伤食而成，且本虚标实，本缓标急，本当先行导滞，继予健脾，然恐大举攻伐，更伤中阳，急转补脾，又可能助其未尽之邪，于是转而寒热互施，升举并用，标本兼顾，从而迅速扭转病势，并为后继调理创造了条件，遂使新病宿疾相继告愈。

〔案146〕　丹溪治一人，因心痛久服热药多，兼患吞酸，以二陈汤加芩、连、白术、桃仁、郁李仁、泽泻。服之累涌出酸苦黑水如烂木耳者，服久心痛既愈，酸仍频作，有酸块自胸膈间筑上咽喉甚恶。以黄连浓煎冷，候酸块欲升，即与数滴饮之。半日许，下数次而愈，乃罢药，淡粥调之一月。时已交春节旬余，中脘处微胀急，面带青，气微喘，时天尚寒，盖脾土久病衰弱，遇木气行令，脾受肝凌也，急以索矩六和汤与之，四日而安。（《古今医案按·吞酸吐酸》）

述评：本案为伴见于胃痛的吞酸之证，且因服用清热不足而温燥有余的二陈汤加味所加剧，按说朱氏本当遣用由他自己所创制的功专清肝制酸的左金丸治之，然其仍嫌该方中所反佐的吴萸辛温助酸，故而仅用一味黄连浓煎取汁且候冷，并趁酸块欲升之际饮之，用心良苦，由此可见一斑！

〔案 147〕 邵某，女，58 岁，家庭妇女。

1989 年 11 月 16 日初诊：因脘腹反复痞满、隐痛、嗳气，而经外院纤维胃镜检查确诊为"慢性萎缩性胃炎"，近因诸症加重，延余（注：余指张笑平）诊治。形体肥胖，神态疲乏，胸闷气短，脘胁痞满胀痛，右胁下按之疼痛，莫菲氏征（＋），右肩胛下也有压痛点，偶而嗳气，纳食欠馨，大便秘结，小便微黄，舌质红，苔白腻而微黄，脉弦滑，查血胆固醇、甘油三脂、β-脂蛋白均有着不同程度的升高，心电图检查示心肌轻度供血不足，B 超检查示胆囊炎、胆石症，辨病为慢性萎缩性胃炎合并胆心综合征，辨证为中焦阴虚夹湿，上焦阳遏络阻，暂拟养阴通腑，清热利湿，宽胸和络为治。药予：乌梅肉、炒白芍、炒川楝子、茵陈、赤茯苓、炒枳壳各 15 克，生山楂、紫丹参各 30 克，瓜蒌皮、炒黄芩各 10 克，生大黄（后下）、川桂枝各 5 克，沉香（后下）3 克。5 剂，每日 1.5 剂，水煎取汁，三次分服，并嘱低脂饮食。

11 月 19 日二诊：药后大便畅快，胸闷胁痛减轻，余症依然如故，原方去桂枝，改大黄为 3 克，再予 10 剂，如前煎服。

11 月 27 日三诊：苔脉正常，除脘腹时有痞满之外，余症悉除，血脂分析及心电图检查也均恢复正常，故改予利胆排石冲剂（系由本人验方改制，内含龙胆草、茵陈、赤茯苓，炒枳壳、生大黄等药，本院科教药厂制备）专治胆，另以汤剂主治胃，其基本方为乌梅肉、炒白芍、北五味子、宣木瓜、广郁金、佛手片、细砂仁、紫苏梗、延胡索各 10 克，生麦芽、生山楂各 20～30 克，并随证加减，每服三周，休息一周，如此连治半年之久，迄至 1990 年 6 月 16 日复查纤维胃镜，报告已转为慢性浅表性胃炎，B 超报告胆囊已无异常发现。（安徽中医学院学报 1990；3：30）

述评：本案痞满合虚实于一证，集数病于一身，湿燥兼有，寒热夹杂，病变范围又广涉下、中、上三焦，病情错综复杂，病情扑朔迷离，然若详加分析，则不难发现其病因不越燥、热、湿、瘀，其病位不离胃、胆、心，故前两诊也正是抓住此三脏腑、四病因而设治组方，遂使诸见症速趋缓解，考虑到心之见症源于胆，而胆、胃两病又均非朝夕能愈之疾，于是自三诊以降，始终守方分治，从而获得两病同愈之效。案中对慢性萎缩性胃炎与胆囊炎、胆石症各组之方及其分途施治的方法，无不富含变通之意，其中所用两方皆为辨证施治与专方专药相结合的结果。利胆排石冲剂中专伍有调整胆囊舒缩功能的枳壳、大黄两药，而主治慢性萎缩性胃炎的汤剂中又选用了旨在增加胃液酸度的乌梅、白芍、五味、木瓜、山楂五药。

〔案 148〕 高男。胃痛开始多作于饥饿时，得食则减，其痛由渐加剧，乃至食前食后皆痛，曾呕吐紫黑色物。今经常嘈杂、饱闷、腹泻。古人属诸痰火，切忌辛香燥烈药。凤凰衣 9 克，琥珀屑 9 克，炙马勃 9 克，柿霜 18 克，杏仁泥 18 克，象贝 18 克，野蔷薇花 9 克，花粉 9 克，血余炭 9 克。上药研细末，每服 1.5 克，1 日 3 次。

二诊：病势已减轻，今予益气健胃剂，与前方前后进服，以治其本。党参 60 克，淮山药 60 克，鸡内金 60 克，煅龙骨 60 克。共研为散。（《现代中医名家学说·章次公》）

述评：本案胃痛的病机当为脾胃虚弱，水谷失运，滋生痰热，损伤络脉，本虚标实，虚实夹杂，首诊专治其标以挫其病势，二诊标本兼顾而分途用药，尤其是两方中皆从经验而采用主治消化性溃疡的特效专药，即以凤凰衣、马勃、龙骨三药保护溃疡面并制酸，其变通做法相类于案 148。

〔案149〕 凌××，男，25岁。门诊号：861251。初诊日期：1960年2月24日。

反复发作腹痛三年，伴有尿红。每月剧烈发作2～3次，曾剖腹探查无病变，小便化验发现血紫质。诊断为血紫质病（间歇性急性型）。症见腹痛如绞，几不欲生，神疲头晕，夜寐不安，脉浮大无力，舌厚腻，质红。辨证：血瘀于内，不通则痛。治法：活血祛瘀为治。方药：全当归12克，赤白芍各9克，生地9克，川芎4.5克，丹参9克，山药2克。5剂。

2月29日（二诊）：腹者脏腑三所居也，气血不足以温养，也可导致腹痛。观其面，㿠白无华；按其腹，柔而喜按；诊其脉，虚而无力；望其舌，苔净舌红，皆气血不足也。炙黄芪12克，潞党参12克，全当归9克，炒白芍9克，熟地黄12克，湖丹皮9克，川石斛12克（先煎），天花粉12克，厚杜仲9克，肉苁蓉12克，生石决（先煎）18克。

上药服至4月13日，腹部疼痛已解，情况颇为安定。至4月19日，因劳作，腹中又觉不舒，胃纳随之不馨，原方加炒白术9克，云茯苓9克。上药服至6月25日，症状全部消失，精神正常，恢复工作。1967年又复发，用上法调治10余剂即安。（《现代名中医类案选·腹痛》）

述评：本案腹痛反复发作，发则剧痛如绞，然剖腹探查却无阳性发现，唯经小便化化验始诊为血紫质病，治从活血祛瘀，药后已处于发作间歇期，通过详审脉症，及时改投泰山盘石饮加减，双补气血并益肾，旋即收到著效，比较一二诊的立法组方，由攻邪急转扶正，变化之快，差距之大，无不显示着案作者的真知灼见。

〔案150〕 张某，男，46岁，工人。

1982年3月2日初诊：罹患呃逆一年余，时作时止，时轻时重，每因情志抑郁或过度劳累而发作或加剧，发则必兼头痛头昏，经X线胃肠摄片未发现明显的病理性改变，西医诊断为"胃神经官能症"。因迭治无效而感到十分苦恼，近又因情绪波动而发作，刻下呃声宏亮而频繁。胃脘嘈杂，偶吐酸水，胸宇痞满而烦躁，头痛头昏而难眠，口干口苦有异味，大便干燥时秘结，舌质红，苔薄黄，脉弦数。四诊合参，其证乃缘肝郁化火，横逆犯胃，气机乘逆，胃火上炎使然。治当柔肝和胃，清火降逆，方取芍药甘草汤合竹叶石膏汤加减。药予：淡竹叶、生石膏、麦冬、北沙参、炒白芍、姜半夏、紫苏梗、旋覆梗、川厚朴、生甘草各10克，葛根15克，生大黄（后下）5克。5剂，水煎取汁，早晚分服，并嘱调精神，勿疲劳，节饮食，尤需忌食辛热燥烈及荤腥滋腻之品。

3月7日二诊：首剂药后便通呃减，尽五剂后呃逆除，头痛止，苔脉正常，余症悉平，原方去石膏，加银柴胡10克，改大黄为2克，再予5剂巩固之。

3月12日三诊：迭进前药，病无反复，改予逍遥丸加香砂枳术丸善后，每日三次，每次各9克，一年后随访未再复发。（安徽中医学院学报1990年；3：30）

述评：本案系由胃神经官能症所致呃逆、头痛并作之证，结合脉症，当责其病机为肝气夹胃火上逆使然，《景岳全书·呃逆》曾明谓是证"凡声强气盛而脉见滑实者，多宜清降"，其中主因"胃火为呃者"，"但降其火，其呃自止"，首诊也正是遵此兼顾肝气横逆而选用芍药甘草汤合竹叶石膏汤加减，尤其伍以一味较大剂量的葛根，与方中所用数味降逆药相合，共成降中寓升，燥中兼润，使之更为贴切病证，加上二、三诊的步步为营，终于力拔病根。

〔案151〕 房××，男，39 岁。病历号：2566。初诊日期：1963 年 7 月。

患者二年来经常腹泻，便前腹部坠痛，大便稀，每日 3～5 次，甚者日达 10 数次，食纳欠佳，小便正常，明显消瘦，体重减轻 10 公斤。大便常规检查：红细胞 40～50 个/高倍视野，人肠毛滴虫满视野。曾服中西药未效。诊为人肠毛滴虫性肠炎，舌苔白腻，脉象沉弦滑。辨证：脾胃虚弱，湿热内蕴，肠胃不和。治法：清热利湿，调和肠胃，导滞杀虫。方药：酒军、秦皮、香附、赤白芍、六一散（包）各 9 克，白头翁、马齿苋、银花各 15 克，五倍子 4.5 克，紫蔻、木香、生姜、乌梅各 3 克。另以鸦胆子 20 粒（去皮）装胶囊，分早晚二次随汤药同时吞服。

服上方 20 剂，诸症基本消失，大便检查：外观无黏液，镜检红、白细胞均为 0～1/高倍视野，未见滴虫。以后数次大便检查均属正常。（《现代名中医类案选·泄泻》）

述评：本案泄泻迁延二年，迭见一派虚象，唯苔腻脉滑为内湿之征，参合辨病，始断其证为脾胃虚弱，湿热虫积，治从通利之法，除配用功专解毒杀虫的鸦胆子之外，并在汤剂方中，佐以乌梅、五倍子柔敛之味，紫蔻、生姜温胃之品，使之通而有度，苦而不燥，清其肠而温其胃，攻其下而安其中，既宗其法而灵活组方，又守其方而贯彻于始终，不失为守变有机结合之范例。

〔案152〕 张××，女，31 岁，工人。

1991 年 11 月 30 日初诊：近年来大便溏而不畅，每日 2～3 行，便中带血，少腹隐痛，疲劳时少腹有下堕感，经纤维结肠镜检查及气钡灌肠对比造影，确诊为结肠多发性息肉，拒绝手术。苔白，舌黯，脉涩。证属肠覃，寒气客滞，癥积肠府；治宜温寒化瘀，消癥散积。桂枝茯苓丸主之。桂枝 9 克，茯苓 18 克，丹皮 9 克，桃仁 12 克，赤白芍各 15 克，元胡 9 克，红藤 15 克，炒地榆 15 克，沉香曲 9 克。

服药 14 剂，大便渐成形，每日一次，便血少见，腹胀隐痛显瘥，续进 21 剂。症状解除，原方去元胡、炒地榆、沉香曲、红藤，加制香附 9 克，共服用三个月，经纤维结肠镜等复查，多发性肠息肉消失。追访二年，未见复发。（中医杂志 1994；3：150）

述评：本案泄泻犹如案 152，迁延日久，唯其见症仍呈诸多实象，结合辨病而归咎病机为肠腑寒滞癥积，治用《金匮要略·妇人妊娠病脉证并治》专为妊娠兼癥病宿疾所出桂枝茯苓加味，不仅是病证参合诊治之体现，也是活用经方之例证。

〔案153〕 陆某，女，60 岁。

1980 年 8 月 8 日初诊：胃脘隐痛三个月，时有作酸，间见发热口臭，麦氏点压痛明显，苔白腻，脉弦细。证属脾虚湿阻，寒热错杂，瘀热成痈。治以清热活血，佐以温通：制川军、丹皮各 6 克，炒黄芩、枳实各 10 克，川连、吴茱萸各 2 克，黑附块（先煎）4.5 克，生苡仁 5 克，红藤、败酱草各 30 克。

二诊：腹痛已瘥，仍有作酸，苔腻已化，脉弦细，治以原意，上方川连、吴萸改为 3 克，附块改为 6 克，制川军改为 9 克。7 剂。

共服 14 剂后，腹痛全消，苔腻化净，寒热不再发作。（《现代中医各家学说·金寿山》）

述评：本案肠痈系由脾虚蕴湿，化热瘀阻所成，治用大黄牡丹皮汤、附子泻心汤、薏苡附子败酱散、左金丸化裁，方中唯重用红藤、败酱草两药，面面俱到，重点突出，兼顾气血，并治肠、胃、肝、脾，首诊立足于治肠痈，二诊方不变，仅增川连、吴萸、附子、大黄四药剂量，使之旋即并重于胃脾，主次分明，秩序井然。

（三）误案选讲

〔案154〕　郑××，42岁。初诊日期：1938年7月14日。

患泄利数次，医与胃苓汤泄止后，遂胸腹发热，舌苔白燥，口出白沫，渴欲饮冷，溺赤；与滋阴清热，恶热反甚，自汗出，欲乘风或入井，自觉脚心如焚，病延半月……，切脉沉涩，舌根黑腻，渴不欲饮，时自烦恶热，汗出扇之，汗干后热，余（注：余指朱颜）予清热化湿药；连服五剂，每日仍有五六次恶热汗出，喉间白沫极黏不能出，舌苔转白而燥，不渴，又予麦冬、沙参养阴诸药，恶热欲甚。细思久之，无乃真阳欲脱无根之火游走乎？予党参、白术、白芍、云苓、柏子仁各6克，麦冬、生牡蛎各15克，淡附片2.4克为剂，冷服挥之，5剂。切脉愈细，面时戴阳，四逆冷汗出，头眩以热掌按头上则快，不按则欲脱，虽仍恶热而不欲扇，虚阳欲脱之象露矣。乃予东洋参、白术、白芍各6克，淡附片（先煎）、炮姜各3克，肉桂1.2克，枣仁（炒）15克，煎服二剂，戴阳渐戢，冷汗欲收，脉转细迟而思食矣。前方加黄芪、当归各6克，熟地9克，甘草2.4克，助阳摄阴，补气养血而愈。（《现代名中医类案选·泄泻》）

述评：本案泄泻迭经误治而酿成真阳欲脱之危候，幸而及时改投四逆理中之辈，继而加补气养血摄阴之品，才得转危为安。实际上，本证之初恐就属于真武汤证，只不过泄利相对突出而已，然医者却未能细察详审，先予逐寒燥湿，复加滋阴清热，以致真阳更损，及至舌根黑腻，当属似浮润而实干枯，理当治用温阳固涩之法，却反投以清热化湿之剂，难免立招前述险证。

〔案155〕　卢××，男，67岁，退休工人。

1979年11月10日初诊：患者宿恙"高血压病"10余年，患"中风后遗症"又数年。近年来，大便艰涩难解，全赖开塞露或温水坐浴排便，头昏耳鸣，胸闷心烦，睡眠差，夜尿多，腰背酸重，肢体麻木有凉感，血压为22.6/13kPa，面丰体胖，神情呆滞，舌謇语涩，口角流涎，右侧肢体活动不遂，舌体胖大有齿痕，舌质偏暗，苔白薄腻，脉沉细而弱，两尺尤甚。此为痼疾加新病，拟治标为先。方以麻子仁丸化裁。处方：炒麻仁20克，生大黄（后下）、炒枳壳、川厚朴、番泻叶、光杏仁各10克，炒白芍10克，生甘草6克。5剂，每日1剂，水煎取汁，二次分服。

11月15日二诊：首剂即觉少腹隐痛，大便稀而不爽，继而便秘如故，头昏反甚，为此立足于整体而辨证为阴阳两虚，开合失司，水火不济，风痰内扰，改拟益肾助阳，滋阴润肠，佐以开窍豁痰之品。处方：肉苁蓉、熟附子（先煎）、大熟地、锁阳、全当归各15克，制首乌、清半夏、火麻仁、炙龟板（先煎）各20克，京菖蒲、广郁金、肉桂各10克，川黄连5克，怀牛膝12克，制硫黄（冲服）3克。5剂，如前法煎服。

11月20日三诊：血压降为21/12kPa，大便渐能自解，头昏减轻，除右侧肢体仍不遂外，余症也均好转，效不更方，再进15剂。

12月6日四诊：排便自如，右侧肢体虽不遂，但麻木发凉减轻，头不昏，胸不闷，脉转沉缓有力，改用金匮肾气丸巩固之。（《中医失误百例分析·内科病证失误分析》）

述评：本案便秘实不过全身疾病的伴见症状，不解决根本原因，只治其标，非但便秘难以缓解，且因伤津耗气而致肝阳更亢，肾气益虚，唯有从整体辨治，才可能既改善全身症状，又畅通大便，实则二诊所用复方中也遣有功专温肾润肠通便的半硫丸（硫黄、半夏）、肉苁蓉、火麻仁等。

〔案156〕　王肯堂治常熟严养翁相公，春秋高而求助于厚味补药，以致胃火久而益炽，服清胃散不效，加山栀、黄连而益甚，以为凉之非也，疑其当补。闻王善用人参，因延诊而决之。才及门，则口中秽气达于四室，向之欲哕，此正清胃散证也。独其热甚，当用从治，而既失之，今且欲从而不可矣，当求其属而衰之。用天冬、麦冬、生地、熟地、石斛、升麻、犀角、兰香之类大剂投之，数日而臭已止矣。经云"诸病寒之而热者取之阴，所谓求其属也"，火衰于戌，故峻补其阴而热自已。后因不摒肉食，胃火复作，大便不利，目翳耳鸣，不能自忍，杂进寒凉，时或利之，遂致不起。嗟乎！苟知其热凉之而已，则涂之人皆可以为卢扁，何事医乎！（《续名医类案·口》）

述评：本案为患者、医者均有所误的口臭一证，其发病就因为患者缘由年高而恣食膏粱厚味、过进甘温补品，殊不知此等厚味、补品过则势必伤脾损胃，滞气蕴热，胃火鹊起，其时除见口臭之外，并当兼有口渴、口疮、牙痛、便秘等表现，然前医何以投之，清胃散不效而继进清胃散加栀连反益甚呢？这是因为炽盛的胃火非但入血耗阴，而且已处于蒸腾之势，为防凉药格拒或苦寒伤阴，所用清胃散当热服，并反佐少量引火下行之热药，即便嫌其清热之力不足，也只宜加入生石膏、生甘草之类甘寒之品，可见用之欠当的正对治法也可以成为误治，正是叠经误治，实火虽缓，虚火更张，故王氏辄投大剂养阴生津、凉血泄热之品而获著效。然患者却不引以为戒，照样食之肥甘，而医者又不据证投之以寒凉，以致这一复发之小疾逐步演成缠绵不愈之重证。

四、肝系病证类案选讲

这里专就黄疸、臌胀、痉病、胁痛、眩晕、中风、颤证、疝气等病证，择案讲解之。

（一）常案选讲

〔案157〕　朱，湿热内走太阴，遍体发黄，肌肤粟起，小便黄赤，与茵陈栀子柏皮汤。茵陈、连翘、赤苓、大黄、泽泻、黑山栀、黄柏、淡芩、通草。（《王旭高医案·黄疸》）

述评：本案为湿热两盛所致阳黄，治用《伤寒论》茵陈蒿汤合栀子柏皮汤去甘草加黄芩、赤苓、泽泻、通草，药扣其证，当有其效。

〔案158〕　林左，年近花甲，思虑伤脾，脾阳不运，湿浊凝聚，以致大腹胀满，鼓之如鼓，小溲清白，脉象沉细。脾为太阴，湿为阴邪，当以温运分消。熟附子块3克，淡干姜2.4克，生白术9克，广陈皮3克，制川朴3克，大腹皮6克，鸡金炭4.5克，炒麦芽12克，陈葫芦瓢12克，清炙草1.5克。

二诊：前进温运分消之剂，脐腹胀满略松，纳谷减少，形瘦神疲，小溲清长，腑行不实，脉沉细，良由火衰不能生土，中阳不运，浊阴凝聚，鼓之如鼓，中空无物，即无形之虚气散逆而为满为胀也。仍拟益火消阴，补虚运脾，也经旨"塞因塞用"之意。炒潞党参9克，熟附子4.5克，淡干姜2.4克，清炙草1.5克，陈广皮3克，大砂仁 2.4 克（研），陈葫芦瓢 12 克，胡芦巴 4.5 克，炒补骨脂 4.5 克，煨益智 4.5 克。

三诊：脐腹胀满较前大减，小溲微黄，自觉腹内热气烘蒸，阳气内返之佳象。脉沉未起，形肉削瘦。仍拟益火之源以消阴翳，俾离照当空，则浊阴自散。炒潞党参 9 克，熟附子 4.5 克，淡干姜 2.4 克，清炙草 2.4 克，陈广皮 3 克。大砂仁 2.4 克（研），炒淮药 9 克，炒补骨脂 4.5 克，胡芦巴 4.5 克，煨益智 4.5 克，小茴香 2.4 克，焦谷芽 12 克。陈葫芦瓢 12 克。（《丁甘仁医案·肿胀》）

述评：本案臌胀系属阳虚气鼓，治宗温补，首则补脾，继则脾肾双补，始终以附子理中汤为基本方，并酌加理气利水之品，所有慢性疾患无不需要守方坚持之，其效才可能由渐而著也。

〔案 159〕 陈××，女，31 岁。1960 年 8 月因纳减乏力，肝痛，肝大，肝功能异常诊为慢性肝炎，经西药治疗有好转，1963 年 1 月开始加用中药。症见头晕目眩，神疲乏力，两胁胀痛，午后低热，口燥咽干，舌苔根黄腻，前半薄，质红带紫，脉象细数。辨证：肝邪久羁，痰凝气滞，营阴耗伤。治法：养阴柔肝，调气活血。方药：太子参 18 克，麦冬 9 克，生鳖甲 18 克，生地黄 12 克，生白芍 12 克，当归 9 克，枸杞子 12 克，黑山栀 12 克，制香附 9 克，制甘草 4.5 克。

以上方加减，持续服用 80 余剂，至 3 月底复查肝功能正常，症状消失。观察二年，肝功能均在正常范围。（新医药学杂志 1978；1：13）

述评：本案为慢性肝炎所致胁痛、眩晕并见之证，此二证见于同一疾病，也因于同一病机，即肝阴不足，气滞血瘀，故守一贯煎加减为治，遂使二证同时得愈，如方中加伍对改善慢性肝功能损害有著效的山甲或三七，或可缩短疗程。

〔案 160〕 王，两手关脉皆见一粒厥厥动摇之象，此脾虚木胜，内风动跃之候也。左半肢体麻木不仁，头眩面麻，此属偏枯，虑延仆中。首乌、当归、白芍、茯苓、陈皮、秦艽、菊花、天麻、石决明、钩藤、刺蒺藜、桑枝。

再诊：动摇之脉大减，内风有暗息之机，左手屈伸稍安，左足麻木未和。拟补肾生肝，为治本之计。地黄饮子去桂附。（《柳选四家医案·环溪草堂医案》）

述评：本案为中风先兆，见症皆属阴血暗耗，虚阳化风扰动之象，首以天麻钩藤饮化裁，继以地黄饮子去桂附巩固之，未雨绸缪，寓防于治，收效卓然。

（二）变案选讲

〔案 161〕 石××，男，24 岁。

因食欲减退，恶心呕吐，饮食厌油腻，小便黄赤，眼巩膜、皮肤黄染，住××院。检查肝大肋下 1cm，质软，有压痛及叩痛；脾未扪及；腹部呈鼓音，肠鸣音稍亢进……；黄疸指数 70u，谷丙转氨酶 710u，白蛋白 41.3g/L，球蛋白 23.2g/L；小便检查三胆（＋），蛋白微量，超声波检查肝区较密微小波型，轻度腹水。诊断为病毒性肝炎。给大量葡萄糖、维生素 C、激素、ATP、胰岛素、血浆、茵陈蒿汤等静滴，内服肝泰乐、复方维生素 B 七天，除黄疸稍减退外，其余症状未见明显改善……。会诊后，逐渐停服激素和西药，症见右胁作痛，腹胀低热，头晕失眠，四肢乏力，口渴欲饮，舌质嫩红，苔薄白稍干，右脉虚，躁动无力，而左脉带弦。辨证：脾虚肝郁，肝阴亏损。治法：健脾舒肝，养阴活血。方药；四君子汤合四乌贼骨一藘茹丸加味；茜根 12

克，海螵蛸 9 克，当归须 9 克，炙甘草 9 克，白芍 12 克，橘络 2.4 克，云苓 12 克，白术 12 克，党参 12 克，葱白 1 撮。清水煎服，日服 1 剂，连服 14 剂。

再诊：面色明净，食欲好转，右胁不胀，仍有低热，失眠多梦，自汗盗汗，头晕肢软，舌质淡红，脉比前稍好转，超声波检查腹水消失，仍用前法，方药：党参 12 克，白术 12 克，云苓 18 克，炙甘草 6 克，白芍 12 克，首乌 12 克，肉苁蓉 9 克，茜根 12 克，糯稻根 15 克，浮小麦 15 克，橘络 1.5 克。清水煎服，连服 17 剂。

三诊：仍有低热，手颤，腹部微胀，口渴欲饮，脉细数带涩，舌质暗红带紫，苔微黄薄。此为肝郁脾滞，胃肠湿热；治以通络活血，化湿清热。方药：茜根 24 克，橘络 3 克，赤小豆 30 克，海螵蛸 12 克，内金 9 克，春砂仁 9 克（后下），大腹皮 9 克，土茵陈 30 克，泽泻 12 克，葱须 1 撮。清水煎服，每天 1 剂，共服 26 天。

药后精神食欲良好，复查肝功能：黄疸指数 4u，谷丙转氨酶 40u，白蛋白 41.5g/L，球蛋白 17.5g/L。病已治愈。出院追访二年半，未见复发。（《现代名中医类案选·黄疸》）

述评：本案黄疸的病势较重，病机复杂，气阴两虚，肝强脾弱，络脉失畅，先治以养阴柔肝，健脾和络，后治以活血通络，渗湿泄热，用意巧妙，遣药灵活，尤其是一二诊中未用对阳黄有良好消退作用的茵陈、大黄两药，唯在三诊脾虚之象有着明显改善之时，才遣用大剂量茵陈、赤小豆清热利湿以退黄，堪称为施治有序，用心良好。另外，三诊时所见手颤，当为湿热滞络之表现，决非内风舐张之反映，也即并非扑翼性震颤，否则绝不可能再治 26 天即获痊愈。

〔案 162〕 薛立斋治一男，素不善调摄，唾痰口干，饮食不美。服化痰行气之剂，胸满腹胀，痰涎愈甚；服导痰理脾之剂，肚腹膨胀，二便不利；服分气利水之剂，腹大胁痛，不能睡卧；服破血消导之剂，两足皆肿。脉浮大不及于寸口，朝用金匮肾气丸，夕用补中益气汤煎送前丸，月余，诸症渐退，饮食渐进；再服月余，自能转侧；又两月，能步履；予服大补汤、还少丹，又半载而康。后稍失调理，其腹仍胀，服前药即愈。（《古今医案按·肿胀》

述评：本案乃因脾肾阳虚不能温运所致膜胀之病，药不对证，变证蜂至，只有投以温补脾肾之剂，才为正对之治，然因五脏精气活动各有着特定的日节律，其中肾气旺于夜半而休（开始衰退）于平旦，脾气旺于日仄而休于下晡，故薛氏特选择肾、脾精气开始衰退之时分进补肾与补脾肾之剂，这样便可收取事半功倍之效，实为近 30 年来新崛起的时间药理学（Chronopn-armalogy）所谋求的一种给药方法。

〔案 163〕 许某，男，11 岁。其母代诉，半年前患儿神疲乏力，胁肋隐痛，纳食欠馨，经检查肝功能正常，唯 HBsAg 阴性，滴度为 1∶64，叠经治疗 HBsAg 始终未能转阴，遂于 1985 年 10 月 8 日延余（注：余指张笑平）诊治。刻下自觉胁肋隐痛，余无明显不适，舌红，苔薄白，脉弦细。HBsAg 为 1∶128。辨证为素体脾虚卫弱，感受毒浊之邪。治用自拟虎蛇汤（由虎杖、白花蛇舌草、生大黄、山楂、太子参、炙黄芪、生甘草组成），连服 40 日，胁痛早除，只因 HBsAg 虽逐步降为 1∶16，但却未能转阴，故予虎蛇汤加辛温宣通之品。三日后，查 GPT 为 60u，并诉口苦口黏，胁肋不适，溲黄便硬，舌红，苔薄白，脉弦滑，改从肝脾湿热论治，方用虎蛇汤加化湿之品。又治半个月，诸症、悉去，复查肝功能正常，HBsAg 阴性，再予虎蛇汤隔日一剂，巩固一

个月，停药后，随访半年，HBsAg 未转阳。（辽宁中医杂志 1987；5：15）

述评：本案胁痛乃为无明显症状性乙肝病毒携带者，张氏从脾虚感毒之病机认识而创用虎蛇汤治之（后又通过调整药物组成而改制为"澳必涤"冲剂），经临床应用证明该方对 HBsAg 阳性及其滴度颇具较好的消减作用，并发现 HBsAg 的转阴率却与其人其时肝功能是否损害以及损害性质有着一定的相关性，即肝功能有损害者优于无损害者，谷丙转氨酶升高者优于正常者，张氏正是基此而创用"激发"疗法。借助本案中所用的辛温宣通之品，人为地促使谷丙转氨酶趋于升高，通过转换证型论治，以提高 HBsAg 的转阴率，本案就是藉此手段而收取 HBsAg 转阴效果的。唯使用激发疗法需在 HBsAg 始终难以转阴并征得患者乃至家属同意的情况下试用之，且需在配用降酶药物的监视下，投之以少量的辛温宣通之品，同时还需及时复查肝功能，以便将谷丙转氨酶的值控制在 50～70u 之间，谨防发生任何不必要的不良反应。

〔案 164〕 杨某，男，24 岁，工人。自 1985 年 9 月 23 日经某医院检查肝功能及 HBV 抗原抗体系统而确诊为急性乙肝后，即住入该院予以西医常规治疗，连治 40 余日，终因疗效欠佳而于 11 月 7 日自动出院，并于翌日前来改求中医诊治。肝功能检查示黄疸指数 8u，TTT12u，ZnTT18u，GFT250u；HBV 抗原抗体系统检查示 HBsAg1：256，HBeAg、HBcAb 均阳性，HBeAb、HBsAb 均阴性。胁肋胀痛，口苦口黏，纳食呆钝，尤厌油腻，溲黄便硬；腹部柔软，肝剑突下 2.5cm，肋下可及，质中等，有压痛及叩击痛，胆囊区无不适，舌红，苔黄腻，脉弦数。证属肝脾湿热，治拟清热利湿，佐以疏肝理气。方药：炒黄芩 10 克，平地木 10 克，田基黄 10 克，马鞭草 10 克，垂盆草 10 克，五味子 8 克（吞服），炒白芍 15 克，柴胡 8 克，佛手 10 克，生麦芽 20 克，生大黄 3 克（后下）。每日 1.5 剂，日三服。

连诊两次，共服上方 22 剂，诸症消失，肝功能检查正常，HBV 抗原抗体系统检查示 HBeAg 阴性，HBsAg1：64，余同前，改进虎蛇汤（注：组成药物参见案 164）二月余 HBsAg 转阴，追访半年无反复。（辽宁中医杂志 1987；5：15）

述评：本案胁痛因于肝脾湿热，治从清利湿热，唯其方取大柴胡合茵陈蒿汤之义，但却另遣已被有关药理研究揭示具有肯定降酶作用的平地木、田基黄、马鞭草、垂盆草、五味子等药组方，并采 1.5 剂/日，日三服的方法，以维持血液中足够的有效药物浓度。

〔案 165〕 肖××，男，49 岁。1964 年 2 月 8 日会诊。

右胁胀痛已一周，周身无力，低烧，胃脘痞满，食欲不好，肠鸣，便溏不爽，色青黑。肝 1.5cm，转氨酶 535u，白细胞 4.0×10^9/L，诊断为急性无黄疸型肝炎，舌苔黄腻，脉沉迟无力，由肝气郁结，湿热阻滞，面色灰暗，胃气损伤已重。治宜通阳利湿，调和肝脾。处方：生白术 4.5 克，厚朴 4.5 克，茯苓 9 克，猪苓 4.5 克，泽泻 4.5 克，广陈皮 3 克，藿梗 6 克，砂仁（打）3 克，广木香 2.4 克。

复诊：面色灰暗减退，腹胀肠鸣消失，饮食略增，精神稍好转，大便趋于正常，小便微黄，右胁尚觉不舒。转氨酶 400u。脉寸尺沉细，两关弦细微数；舌红，苔薄微黄腻。治宜调肝和脾，清利湿热。处方：赤茯苓 9 克，生白术 3 克，泽泻 3 克，猪苓 3 克，滑石（布包煎）9 克，山茵陈 6 克，石斛 9 克，豆卷 9 克，通草 3 克，藿香 3 克，黄连（吴萸水炒）1.5 克，焦三仙各 9 克，乌梅 2 枚。

三诊：服药后食欲见好，大便已正常，小便微黄，尚觉头晕。脉濡，左关微弦数；舌苔减。治宜茵陈四苓散合越鞠丸加味。处方：茵陈9克，连皮茯苓9克，生白术6克，猪苓4.5克，香附4.5克，建曲6克，川芎4.5克，焦栀子3克，荷花9克，石斛9克，通草3克，麦芽6克，泽泻4.5克。

四诊：头晕减，微有恶心，肝区微痛，二便正常。脉右三部和缓有力，左寸尺弱，左关弦大；舌正，苔黄白腻。宜调肝胆，和脾胃。处方：柴胡4.5克，枳实4.5克，杭白芍6克，炙甘草3克，法半夏9克，黄连2.4克，吴萸0.9克，川郁金6克，制香附4.5克，茯苓9克，竹茹9克，陈皮4.5克。调治后转氨酶恢复正常，出院。（《蒲辅周医疗经验·内科案例》）

述评：本案胁痛辨病为急性无黄疸型甲肝，辨证为肝郁胃弱，湿热阻滞，然首诊治用胃苓汤加减，侧重于健脾利湿，湿去热自减；二诊则加入养阴清热之品；三诊改用茵陈四苓散合越鞠丸化裁，兼顾疏肝解郁；四诊又易为四逆散、左金丸、温胆汤复方图治。综观整个治疗，不受辨病影响，完全立足辨证，遣药平缓，别具心意。

〔案166〕　王×，女，50岁。

1961年5月16日初诊：患胆囊炎，经抗菌素治疗好转，但三个月后又复作。右胸胁前后均痛，并向肩臂部放射作痛，恶心，有时呕吐，嗳气，食欲不佳，大便干燥，每日一次，小便正常，睡眠不佳，月经过去提前，现常错后，头有时发晕。脉右寸弦，尺弱，关滑，左寸尺沉细，左关弦大有力；舌正，微有黄苔。属胆火上逆，影响胃气。治宜清胆和胃降逆。处方：竹柴胡4.5克，白芍6克，炒枳实4.5克，炙甘草3克，吴茱萸1.5克，桂枝（去皮）3克，当归4.5克，川芎3克，香木瓜4.5克。3剂。

5月20日二诊：服药后自觉好转，两侧胸胁稍隐痛，右季胁下疼，仍向右肩背放射，苔薄，为元阳虚损，盛阴闭塞清窍之候，先用辛温开窍法：以细辛3克煎汤，化服苏射，纳食欠佳，睡眠仍不好，大小便已正常，有时口苦。脉沉濡，关弦数，舌质红，苔黄腻。仍宜疏肝降逆，原方加黄连3克。3剂。

5月23日三诊：药后胸胁疼减轻，睡眠及食欲仍不佳，耳鸣，右上肢麻，二便调，脉略缓和，舌质红，黄腻苔见退。宗原方加佛手3克，生姜3片。5剂。

5月30日四诊：服药后右胸胁下痛减，二天未服药又觉疼痛，睡眠好转，头仍昏晕，食欲略增，口苦，右耳鸣，大便略干，小便正常，脉弦缓有力，黄腻苔已减。病势正在好转之中，治宜育阴潜阳，改药末，缓治之。处方：炙甘草60克，白芍60克，大枣30克，小麦90克，龟板60克，鳖甲60克，石决明60克，珍珠母90克，白蒺藜60克，石斛30克，炒枳实30克，火麻仁90克，柏子仁90克，肉苁蓉30克。共研为粗末，分成30包，每日一包，水煎，加一小汤匙蜂蜜，和匀，二次分服，感冒停服。

6月27日五诊：服药后右胁下疼痛减，睡眠好转，食欲增加，口已不腻，右耳尚鸣，检查认为是传导性耳聋。有时右手右面部均有发麻感，二便正常。脉已缓和，舌正，微有黄苔。前方去蒺藜，加地骨皮30克，女贞子30克，枣仁30克，桑枝90克，共研为粗末，分60包，煎服法同前。（《蒲辅周医疗经验·内科案例》）

述评：本案系因慢性胆囊炎所致胁痛、眩晕并见之证，推其病机，主要缘由肝胃不和，胆火上逆，治从疏肝和胃降逆，方用四逆散、左金丸加味。虽见热象，但首诊却未涉凉药，相反的则以柴胡、枳实升清降浊，更以桂枝平冲逆，可谓用意十分独特；

待至胸胁疼痛趋缓，头晕耳鸣相对为著之时，旋即改从育阴潜阳，调和脾胃为治，并收较好效果，其辨证之精，由此可见一斑。

〔案167〕 燕姓，男，61岁。1977年4月16日午睡后，发现右侧肢体不遂，言语不利，认为脑血栓形成，住院治疗两周，病情稳定，出院后邀余（注：余指张有俊）诊治。患者神志、语言清楚，面红耳赤，头痛且胀，眩晕耳鸣，腰腿酸软，寐少梦多，右侧肢体萎废，感觉迟钝，生活不能自理，便燥，舌质紫暗，苔薄微黄，脉缓大，血压22.6/14.7kpa。此乃劳伤过度，精血暗耗，水亏于下，火亢于上，乃下虚上实之证。治宜滋阴降火，补脑通络，俾水火既济，升降相因，络通风息，自然康泰。予六味地黄汤加味：熟地、鲜石斛各20克，生山药、牛膝、莲子心各12克，山萸肉、丹皮、茯苓、川芎、泽泻各9克，地龙6克。

连服10剂，头晕痛十减七八，肢体渐能活动，舌脉如前，此虚火内敛，经络渐通之征象，然高年久病，难求速效，宜缓图之。熟地、石斛各48克，生山药24克，泽泻、茯苓、丹皮各18克，山萸肉、怀牛膝、桃仁、红花、秦艽各20克，地龙12克，川芎18克。蜜丸，每日三次，每服一丸，淡盐水送下。一料服尽，已能策杖步行，唯右上肢仍觉无力，握笔写字不能按自己意志动作。续服上方一料，终获全功。至今10年，未再复发。（辽宁中医杂志1986；12：24）

述评：本案为缺血性中风，一般多以高血脂、动脉硬化及/或高血压病为原发病，多治以活血化瘀，健脾逐饮，特别是肢体萎废者多治从阳明，然本案全面参合脉症，始终治用六味地黄汤加活血祛风之品，常中寓变，变中取胜。

〔案168〕 严××，男56岁。

1975年11月6日初诊：先患头晕，继则突然昏仆，牙关紧闭，面白唇暗，口角流涎，四肢不温，左半身瘫痪，口眼歪斜，某医院诊为"脑出血"，经治无效。脉浮细而弦，苏合香丸3克，3小时灌两次，患者逐渐清醒，并有饥饿感。随予豨莶至阳汤，因阳虚较甚，病在左侧，故加重川附片为9克，红花为6克（原方分别为6克、3克）。豨莶草30克，黄芪9克，天南星6克，白附子6克，川附子9克，川芎3克，红花6克，细辛2克，防风6克，牛膝6克，僵蚕3克，苏子6克。

连续进上方11剂，约两星期左右，基本恢复正常，唯行动时左侧尚有沉滞感而已。（《现代中医各家学说·任应秋》）

述评：本案又为出血性中风，一般多为宿恙高血压病卒加剧烈精神刺激激发而成，治多以平肝息风，止血和络之法，然任氏认为"阴虚与阳虚，实为中风辨证的两大关键"，举凡辨证为阳虚者，其治当"药取其气，气重在辛"，"重佐以活血"，并基此而以其自拟案中所述豨莶至阳汤治之，本案正是按中风阳虚证施治获效的，实为论治出血性中风别开门径。

(三) 误案选讲

〔案169〕 吴桥治程嗣思，体肥白，药疬过当，腠理皆疏，始觉汗多，久而益甚，一发则汗下如雨，厥逆反张，口噤目瞪，痰喘并作，良久气反，小便不禁，瞑不能言，旬日益深，日十数作，诸医谢去，桥至而按诸方，则曰："经云'汗多亡阳'，此柔痉也，诸君失之矣。"乃重用参、芪，次附、桂、芍药，次龙骨、牡蛎。饮之半剂而寝，家人以为死矣，将升屋而号，桥曰："药中病而行，得寝乃复，非死也，亟为粥汤待之。"顷之，呻吟呼粥汤，少进，再剂而愈，三月而复初。（《续名医类案·痉》）

述评：本案为过汗伤津耗气亡阳所致痉病，阳脱于下则遗尿，阳逆于上则喘促，故急投附桂参芪加龙牡芍药之方以回阳益气，潜敛固摄，俾阳回气复，阴阳相协，阳气敷布，筋脉得养，则痉去厥除，自能入寝。

〔案170〕　杨××，男，13岁，学生。住院号：7401161。

患儿10个月前因"感冒"而致两腿乏力，并进行性加剧，未及半年即呈半强直状态而不能行走，近三个月来又见两上肢明显粗大震颤，且强迫性向后扭转，语言含混不清，常流口涎，小便黄，大便干，遂于1974年6月20日入院求治。刻下，见症如前述，体温、脉搏、血压均正常，体重31kg，神情呆滞，表情淡漠，反应迟钝，随意运动迟缓，四肢肌张力呈齿轮样增强，膝反射活跃，角膜后缘在裂隙灯下可见褐色色素环，肝功能正常，舌质红，苔黄，脉细滑而数。辨病为肝豆状核变性，辨证为脾虚痰热，肝风内动。于是在采用二巯基丙醇间歇性冲击疗法（0.05克/次，第一日4次，第二日3次，第3～6日2次，六日为1个疗程，每疗程间歇2～4日）的同时，治用健脾化痰，平肝息风之剂。处方：生白术、云茯苓、清半夏、姜竹茹、炒枳实、川牛膝各10克，醋炙龟板（先煎）、醋炙鳖甲（先煎）、珍珠母（先煎）、煅牡蛎、白僵蚕、干地龙各10克，每日1剂，水煎取汁，二次分服。

7月25日二诊：上述中西药物治疗周余，即出现病情反跳现象，并一度诉有头痛、唇麻、心悸、多汗等副反应；及至月余，两上肢震颤更趋加剧，余症无明显改善。重审脉症，除宗《王旭高医案》"内风多从火出"之说外，并参考现代医学有关本病血液中铜离子增高这一病理认识，改断其证为火毒蕴腑，热极生风；在继续按上法使用二巯基丙醇的基础上，并宗清热解毒，通腑利尿之法，改方为：半枝莲、干蚤休、粉萆薢各20克，炒黄连、炒黄芩、生大黄（后下）各10克，随证加味，如前煎服。另嘱忌进含有高铜的豆类及动物内脏等食品。此后即逐增二巯基丙醇的用量，也未再出现任何不良反应，随着疗程的进展，二巯基丙醇的最大用量曾达18克/次，4次/日，即3.2克/公斤体重/日，远远超过了某些权威性书籍有关其用量不得超过1克/公斤体重/日的规定。与此同时，诸症也渐趋减轻，迄至9月29日出院时，两上肢轻度向后扭转，四肢震颤基本消失，两下肢已可行走，讲话也较前清楚。随访半年，病情稳定。（《中医失误百例分析·内科病证失误分析》）

述评：本案颤证乃属肝豆状核变性一病，此病系因先天性铜蓝蛋白酶缺乏致使铜代谢紊乱所引起的一种遗传性疾病，目前国内外均主要采取驱铜方法加以治疗，而迄今所用重金属络合剂之类驱铜药物都具较大的毒性反应，即便用其安全剂量，也多有明显的抵抗现象，甚或出现抽搐、溶血等反应而迫使治疗暂停用，可见本案在使用二巯基丙醇治疗周余之时所出现的反应，尚属轻度毒性表现。鉴于本案系以上肢明显粗大震颤为突出症状，故首诊宗《素问·至真要大论》"诸风掉眩皆属于肝"之论述，并结合苔脉及其他表现而断证为脾虚痰热，肝风内动，然而按此立法组方施治月余何以反使诸症更趋加剧呢？殊不知有关文献早已表明贝甲类及软体类动物均含有高铜，而方中所用龟板、鳖甲、珍珠母、牡蛎及僵蚕、地龙等正是分属于上述两类动物，这就犯了"实实"之戒！二诊则据溲黄、便秘、多涎、苔黄、脉数等表现，断然改从清热解毒、通腑利尿之法组方，即以清热之手段而收息风之目的，结果取得了意想不到的疗效，而有关实验研究报道又证实，其方确具一定的驱铜作用，这又从另一个侧面揭示了本案所用变通之法内寓极其深刻的哲理。

〔案171〕　龚子才治一船家，小肠疝气肿痛不可忍，又病两眼肿痛，眦泪隐涩，两寸脉洪数，两尺脉微，此上盛下虚之证。用凉药治眼则疝痛愈增，用热药治疝则眼痛愈盛，百治不效，以木香金铃丸空心服，以治下焦之虚寒；以退血散卧时服，以治上焦之风热。各三服均愈。（《续名医类案·疝》）

述评：本案为疝气、眼疾并作也，系因素体虚寒复感风热为患，而且内外之邪均犯于厥阴肝经，只不过上干下行而成上盛下虚之证而已，如果将此集于一身乃至一经之病，割裂治之，势必顾此失彼，此缓彼剧，这就是前医百治不效的原因；相反地，龚氏则针对疝气与眼疾分选不同的方药，并安排在一日之内的不同时间服用之，从而使两者同时获愈，成为变通之治的又一则例证。

五、肾系病证类案选讲

主要针对淋证、癃闭、关格、腰痛、遗尿、遗精、早泄、阳痿、阳强、尿浊、耳鸣、耳聋等病证，择案讲解之。

（一）常案选讲

〔案172〕　膏淋、血淋同病，未有不因乎虚，也未有不因乎热者，热如化尽，则膏淋之物必且下而不痛，始可独责乎虚。大补阴丸加瓜蒌、瞿麦、牛膝、血余。

再诊：所下之淋，薄且少矣；而当便之时，尚属不利；既便之后，反觉隐痛，肢膝不温。脉小弦，唇红咽干。热未全消，虚已渐著。瓜蒌瞿麦去附汤加麦冬、萆薢、黑栀、猪脊筋。（《柳选四家医案·继志堂医案》）

述评：本案为膏淋兼血淋之证，首诊之所以治用大补阴丸加瓜蒌、瞿麦、牛膝、血余滋阴补肾，泄热止血，盖因病情延久而呈现诸多肾阴亏损，虚火伤络之象，只不过略而未述罢了；及至二诊，血淋已止，膏淋减轻，然见尿后隐痛、膝冷咽干等表现，说明津液耗损，阴虚及阳，本当采用瓜蒌瞿麦汤治之，考虑到尿时不利，余热未尽，故去附子，并加麦冬、萆薢、黑栀、猪脊筋。

〔案173〕　朱丹溪治一人，小便不通，医用利药益甚，脉右寸颇弦滑，此积痰在肺，肺为上焦，膀胱为下焦，上焦闭则下焦塞，如滴水之器必上窍通而后下窍之水出焉。以药大吐之，病如失。（《古今医案按·溺闭》）

述评：本案癃闭乃因痰壅肺叶所致，所用吐法犹如提壶揭盖，上窍通则下窍畅也。

〔案174〕　遗精无梦，小劳即发，饥不能食，食多即胀，面白唇热，小便黄赤，此脾家湿热流入肾中为遗滑，不当徒用补涩之药，恐积热日增，致滋他族。萆薢、砂仁、茯苓、牡蛎、白术、黄柏、炙草、山药、生地、猪苓。

再诊：服药后，遗泄已止，唇红不除，脾家尚有余热故也。前方去砂仁、黄柏，加川连、苦参。（《柳选四家医案·静香楼医案》）

述评：本案遗精虽为面白并小劳即发之滑泄，酷似脾肾阳虚之证，然因又见唇红、溲黄、饥不能食等中焦湿热下注之象，故断其证为实中兼虚，以实为主，治用萆薢分清饮合威喜丸加减，并强调不可一见遗精即用补涩之剂，如用于斯证，必然招致诸多变证。

〔案 175〕　陈××，男 29 岁。结婚数年，初时尚能媾接，后则早泄，继则阳痿，夫妻反目，蕴酿离婚，治以滋补肝肾，涩补精气，强阴益阳之法。制首乌、山药各 120 克，淫羊藿、蛇床子、阳起石（煅透）各 90 克，菟丝子、远志肉、益智仁、补骨脂、当归、茯苓、续断、石莲子（带壳炒）、芡实、金樱子、红参须、韭子、小茴香、枸杞子各 60 克，共炒研末，炼蜜为丸，梧桐子大，空腹时每服 50 粒，盐开水送下，每日二次。上方一料，大有好转；续服一料，爱人已受妊。（《现代名中医类案选·阳痿》）

述评：本案阳痿乃由早泄逐渐发展而成，几乎都因于房事过度，案中虽未载舌脉，但也不难断其病机为肾精亏虚，命门火衰，考虑到阴阳互根之关系，故治用阴阳并补之法，只宜缓图，难以速效，而且应嘱其服药期间禁房事、调精神配合之。

（二）变案选讲

〔案 176〕　成某，男，40 岁。

1981 年 11 月 10 日初诊：自诉肝区疼痛五年余，患前列腺炎已四年，经中西医多方治疗病情不见好转。面色无华，神疲乏力，胃纳差，上腹部胀满，嗳气频作，右胁痛经常疼痛，劳累后更加重，少腹坠胀，小便艰涩而痛，尿后有余沥，大便如常，舌质带青，边有紫斑，脉细弦。此属肝郁气滞，滞久血瘀。治以疏肝利气，活血化瘀，利尿通淋。垂盆草 30 克，蒲公英 15 克，田三七 7 克，炮山甲 5 克，炒小茴 9 克，猪苓片 15 克，云茯苓 12 克，炒黄柏 6 克，京赤芍 10 克，大腹皮 15 克，炒枳壳 15 克，半边莲 15 克。水煎，二次煎汁兑掺，早、中、晚分服。连服 21 剂，上腹部胀满减轻，食欲转佳，下腹部坠胀大减，小便次数减少，尿量增加，溺后余沥也好转，肝区疼痛若失，仅劳累后偶有不适感，舌脉同前，再宗前法加减。处方：紫丹参 15 克，田三七 7 克，焦山楂 18 克，炒麦芽 18 克，炒枳壳 15 克，广木香 7 克，垂盆草 30 克，全当归 10 克，炒小茴 9 克，炮山甲 5 克，京赤芍 10 克，光桃仁 15 克，金樱子 30 克，猪苓片 18 克。水煎服，21 剂后，腹胀完全消失，纳食转佳，仅小便偶有涩滞感，其他无不适，遂予调理以善其后。（《现代中医各家学说·查少农》）

述评：本案为前列腺炎所致气淋之候，同时又兼胁痛之证，见症多端，病情复杂，两证交叉，难以分割，以致治无常法可循，无成方可用，只能据证审因灵活组方治之，并以一方统治两证，其中所用田三七、炮山甲、炒茴香、垂盆草、蒲公英五味药物，则是查氏治疗前列腺炎的经验用药，其效果及机理有待进一步探索之。

〔案 177〕　李士材治郡守王镜如，痰火喘嗽正甚时，忽然小便不通，自服车前、木通、茯苓、泽泻等药，小便胀闷，点滴不通。李曰："右寸数大，是金燥不能生水之故。"唯用紫菀 15 克，麦冬 9 克，北五味 10 粒，人参 6 克。一剂而小便涌出如泉。若淡渗之药愈多，反致燥急之苦，不可不察也。（《古今医案按·溺闭》）

述评：本案癃闭的治疗，如同案 174 也取提壶揭盖之法，唯彼为实证而用吐法，此为虚证而从变通的角度用补法，盖因肺中积痰固可闭塞上窍，而肺燥耗阴伤气也可以使其上窍失于畅通，故本案投之以生脉散加紫菀，也使隆闭旋即得愈。李氏还告诫我们，切不可一见癃闭，便辄投淡渗之品，这将使虚者更虚，燥者添燥，贻害无穷。

〔案 178〕 文学俞元倩，忧忿经旬，忽然小便不禁，医皆以补脬固肾之剂投之，凡一月而转甚。李（注：李指李中梓）曰："六脉举之则软，按之则坚，此肾肝之阴有伏热也。"用丹皮、茯苓各 6 克，苦参 2.4 克，甘草 1.8 克，黄连 3 克。煎成，调黄鸡肠与服，六剂而安。适有医云："既愈当大补之。"数日后，仍复不禁，再来求治，曰："肝家素有郁热，得温补而转炽。"遂以龙胆泻肝汤加黄鸡肠服之，四剂即安；更以四君子加黄连、山栀，一月而痊。（《古今医案按·遗尿》）

述评：本案小便不禁缘由肝经郁火使然，前医却从常法屡施补脬固肾之剂，复增火势，其病岂能不甚？紧扣病机而投以苦寒泻肝之剂，其效势必桴鼓。有趣的是，后医之误，竟与前医同出一辙，这就不能不引以借鉴！实际上，举凡实热之证，经过攻逐而获效者，即便处以善后之方，也应当像李氏这样的补中兼攻，温中佐凉，从而有效地避免未尽之邪死灰复燃之虞。之所以将此误案援引于此，乃因其治更寓变通心意，诚如《类证治裁·闭癃遗溺》所强调："小便不禁，虽膀胱见症，实肝与督脉、三焦主病也。"

〔案 179〕 胡××，女，成年。

1970 年 2 月 14 日初诊。主诉腰痛、月经错后，经来量多，诊得脉弱舌淡，此属气血不足，又加肝郁气滞之征。治宜补益气血，疏肝行气。党参 9 克，黄芪 15 克，当归 9 克，白芍 12 克，茯苓 9 克，白术 9 克，金铃炭 12 克，木香 6 克，延胡索 9 克，大枣 3 枚，姜炭 6 克，甘草 3 克。4 剂。

1971 年 1 月 18 日二诊：服上方四剂后，即行停药，觉腰已不痛，本月经期正常，但量少色黑，经来腹痛，月经过后，白带较多，脉象濡弱，舌淡无苔，仍本前意立方。当归 9 克，白芍 12 克，白术 9 克，太子参 9 克，川芎 6 克，茯苓 9 克，柴胡 6 克，香附 9 克，金铃炭 12 克，青皮 9 克，益母草 9 克，甘草 3 克。4 剂。服上方四剂后，即基本恢复正常。（《现代中医各家学说·李斯炽》）

述评：本案为经期腰痛，按常理当可辨证为肝肾亏损，络脉空虚，然李氏不囿于主诉，而是参合脉症而归其病机为气血不足，肝郁气滞，由此所出之方，不治腰痛而腰痛自除，充分显示了立足整体调治的优越性。

〔案 180〕 端××，男，15 岁，学生。

罹患慢性肾小球肾炎已年余，叠经中西医治疗而尿检蛋白始终为（＋）～（卌），每因咽部感染而加剧，遂于 1987 年 11 月 10 日来我（注：我指张笑平）处求治。刻下神疲乏力，口干咽燥，脘胀纳减，溲黄便溏；血压正常，面色欠华，咽部充血，腹水征（－），足踝部轻度凹陷性浮肿；尿检蛋白（卌），颗粒管型（＋），血检中性白细胞 0.70，尿素氮、肌酐及血脂均正常；舌体胖，多齿痕，质淡红，苔白而中央微黄，脉沉细而微数。是证当属病程延久，脾虚失运，肾虚失固，复因外感风热之邪引动内湿下注膀胱使然。治宜健脾益气，清上渗下，并治三焦。药予：生炙黄芪各 30 克，生白术、云茯苓、怀山药、怀牛膝、莲蕊须、泽泻、石韦、汉防己、秋桔梗各 10 克，野菊花、马勃（包煎）各 15 克，六一散（包煎）18 克。10 剂，水煎取汁，一日两次分服，并嘱注意休息，谨防外感，当进低盐高蛋白饮食，慎进滋腻、辛热及各种发物。

11 月 20 日二诊：尿检蛋白仅为（＋），未见管型，咽部正常，余症悉减，苔薄白，脉沉缓，原方去马勃，加冬桑叶 10 克，再予 10 剂。药后查尿蛋白（－），原方出入，

一直服至病情稳定达三个月之久始停药。追访半年，未复发。（中医临床与保健 1992；1：41）

述评：本案为蛋白尿性尿浊之证，从其首诊时的见症而言之，治用健中清上渗下之剂，当属正对之法，然在咽部感染消除之后，仅以桑叶易马勃，始终不撤清宣上焦之品，其原因就在于清上有助于渗下，与益气扶正之药合用，又具调整机体免疫功能的作用，这对于治疗现已证明为自身免疫性疾病的慢性肾小球肾炎，无疑是大有裨益的，可以说这一用药方法乃是张氏通过多年临床实践而总结出来的一种消除蛋白尿的有效方法。

〔案 181〕 刘××，女，53 岁。

1986 年 6 月 13 日初诊：患者于 1981 年曾因"狼疮性肾炎"住某医院，经激素治疗，水肿消失而尿蛋白始终维持在（＋），尿潜血（卌）。胁痛腰酸，畏热汗出，血沉 80mm/h，舌质暗，苍灰，脉弦细数。吕（注：吕指吕仁和）教授辨证为风邪留恋，气血郁滞。治拟疏肝解郁，活血祛风。柴胡 10 克，白芍 25 克，当归 15 克，丹皮 10 克，生地 15 克，紫草 10 克，山栀 10 克，黄芩 6 克，地龙 10 克，川芎 10 克，太子参 15 克。

7 月 21 日复诊：尿检阴性，血沉 20mm/h，但患者自述疲乏，查舌体胖，脉沉细而弦。辨证为气血不足，湿邪留滞。治拟补气养血，清利湿邪。生黄芪 15 克，当归 10 克，芡实 10 克，金樱子 10 克，地榆 20 克，石韦 30 克，木通 10 克，土茯苓 20 克。

8 月 7 日三诊：患者病情平稳，近日出现口糜，舌尖有红点，脉沉细。辨证为阴虚火旺。治拟滋阴清热。玄参 15 克，生地 15 克，麦冬 10 克，首乌 10 克，牛膝 10 克，生甘草 10 克。

11 月 13 日四诊：患者自诉胁胀，双肾区胀满不舒，大便偏干，尿检蛋白（±），肝功能检查 TTT12u，TFT（卌），舌红，苔薄腻色黄，脉弦细。辨证乃气阴受伤，热毒内蕴，气血郁滞。治拟开郁调肝，补益兼以清化。柴胡 10 克，郁金 10 克，丹参 15 克，黄芩 10 克，山栀 10 克，猪苓 20 克，枳壳 6 克，枳实 6 克，厚朴 6 克，当归 10 克，太子参 10 克，紫草 10 克，蝉衣 10 克。

1987 年 1 月 8 日五诊：尿检阴性，肝功能正常。随访一年，病情稳定。（中医杂志 1994；3：140）

述评：本案尿浊虽然也为蛋白尿的表现，但与案 181 又有所不同，其不同之处就在于其见症既有狼疮性肾炎的固有表现，又有所用激素撤除后的相应反应，实为中医在当前临床中所遇到的一个新问题，只能依据脉症审其病因病机，以致本案前后数诊无不随证灵活变通施治，唯益气养血、理气活血两法又几乎贯穿于始终。

〔案 182〕 柴屿青治汪谨堂夫人，两耳蝉鸣，昕夕不歇，服过人参、熟地 120 克，无少效，柴曰："肾开窍于耳，心也寄窍于耳，治耳必责之肾固矣，但诊得两尺尚属有神，决非肾虚；左寸也平缓无疴，唯右寸关洪大，此肺胃两部风热所壅而致，遂不治病而治脉。"用清解之剂，不数服而右耳已愈，再服数剂两耳痊愈。因思耳、目、口、鼻虽于五脏各有分属，而内实相通，治病唯以切脉为凭。夫固有治在此，而效在彼者，全在一心之圆机活法也。（《续名医类案·耳》）

述评：本案耳鸣的治验说明，临证诊治任何病证，都不可拘泥于前人之说，只有据症参脉，详审明察病机，并圆机活法处方，才可能为相应病证不断地补出新的治法，本案也正是基此，而为耳鸣一证补出了清解肺胃风热的新治法。

（三）误案选讲

〔案183〕 李××，女，46岁，农民。

1985年11月12日初诊：自诉患"慢性肾小球肾炎"已历两年余，其间虽经住院治疗而获缓解，但平时仍有轻度浮肿，腰脊酸痛，尿检蛋白多为（±）～（＋），每逢外感或劳累而旋即加重，近因过于操劳，病情反复，腰痛如折，全身微痒，口干苦而黏，时欲呕吐，不思饮食，小便少，大便溏，神疲乏力，面色萎黄，肌肤失荣，似有甲错，咽部不红；心肺（一），腹软，腹水征（一），两肾区叩击痛，下肢轻度浮肿；尿检蛋白（＋），无红、白细胞及颗粒管型，查血尿素氮16.4mmol/L，肌酐185.6μmol/L，钾、钠、钙、磷、氯均正常，血红蛋白72g/L，外周血象白细胞总数及分类也均正常；舌质淡红，苔白而腐厚，脉沉细而数。遂辨病为慢性肾小球肾炎并发高氮质血症，因患者一再拒绝住院治疗，所以暂予门诊观察。析证为脾肾两虚，湿热内蕴。治拟温补脾肾，清化湿热，方予金匮肾气丸合四苓散加减。处方：益智仁、菟丝子、大熟地（砂仁拌）、山茱萸、怀山药、生白术、太子参各10克，生炙芪20克，汉防己、连皮苓、福泽泻、姜半夏、炒黄芩各12克。6剂，每日2剂，水煎取汁，四次分服，并嘱低盐低脂饮食，忌辛热香燥之品，不宜操劳。

11月15日二诊：初服尚无不适，继而频频呕恶，难以纳药，口臭多涎，全身痒甚，四肢欠温，小便短涩，大便三日未解，舌体胖，边有齿痕，苔黄而腐厚，脉寸、关濡细而微数，两尺沉伏。遂改辨证为肾阳虚，胃热甚，三焦壅寒，气机不畅。参考西医结肠透析之理，从温肾清胃，化浊通腑为治。处方：粉干葛15克，益智仁、巴戟天、怀山药、干荷叶、升麻炒黄芩、姜竹茹各10克，生晒参（另炖，兑服）、芒硝（冲服）、生大黄（后下）各5克。6剂，每日2剂，如前煎服。

11月18日三诊：口臭除，呕恶止，浮肿退，大便稀，日行5～6次，身痒明显减轻，舌苔渐化，脉转弦细。原方减芒硝、大黄各为3克，黄芩为8克，6剂/日，每日1.5剂，水煎取汁，一日三次分服，并复查肾功能。

11月22日四诊：大便如前，口苦、口黏、身痒悉除，余症也减，尿检蛋白（一），尿素氮降为10mmol/L，肌酐降为159.1μmol/L，苔薄白，脉缓。原方去芒硝、黄芩，加泽泻、石韦各10克。10剂，每日1剂，水煎取汁，二次分服。

12月3日五诊：诸症悉除，唯尿素氮仍偏高（7.8mmol/L），苔脉如前，改用晨服黄连上清丸10克，晚服金匮肾气丸10克，并以生黄芪每日30克泡水代茶。调理月余，复查尿素氮为5.7mmol/L，病情渐趋稳定。后又因劳累、感冒等因素数度复发，但程度均相对较轻，以上方治疗而获缓解。追访至今，仍健在。（《中医失误百例分析·内科病证失误分析》）

述评：本案关格系由慢性肾小球肾炎继发高氮质血症演变而成，从"关则不得小便，格则吐逆"（《伤寒论·平脉法》）来看，本案尚属轻证，究其病机，多为脾肾阳虚，阳不化水，水邪逗留，化热上干，浊壅三焦，升降失调，即便轻证，病势也多危重，同样需全力救治。《证治准绳·关格》曾出治则为"治主当缓，治客当急"，即治脾肾阳虚之病本当缓，治壅滞三焦的浊邪之病标当急，然首诊恰好反其道而行之，结果本未复而标更急，危象立至，正如《医门法律·关格门》所言："治关格病，不知批郄导窍……，使穷力竭，无益反损，医之罪。"有鉴于此，二诊则标本兼顾，侧重于宣通三焦邪浊，还特别仿结肠透析之理，藉硝、黄荡涤肠腑，以降低血液中的尿素氮，并借每日2剂，4次分服的方法，以保证血液中的药物有效浓度，从而为获取较好疗效创造了良好的条件。

〔案184〕　王××，男，45岁，干部。

1976年8月5日初诊：患腰痛10余年，每逢阴雨天变或劳累过度而加剧，多次就医罔效，思想十分苦恼，既往血沉、抗"O"、黏蛋白及X线腰部平片检查均无异常。现腰膂偏左坠胀疼痛，难以转侧，小便清长，大便溏薄，舌质红，苔薄白，脉沉细。查阅前医处方，或从风湿，或从寒湿，或活血化瘀，或温补肾阳。于是治从温补脾肾，并逐瘀血，方仿右归丸合苓桂术甘汤加减。处方：黑附片（先煎）5克，太子参、焦白术、抱茯神、怀山药、山茱萸、肉苁蓉、巴戟天、桑寄生、怀牛膝、川桂枝、土红花各10克，广三七（冲服）3克。7剂，每日1剂，水煎取汁，早晚分服。

8月20日二诊：大便成形，腰痛稍减，然因连续参加两晚演出而使腰痛更剧，坠感尤显。经详询始知其为唢呐吹奏演员，自患腰痛以来吹奏高音即觉十分吃力，于是循此查B超显示两肾下垂，左肾为著，遂改断其证为脾肾阳虚，中气下陷，乃从补气升陷、温肾和络为治，方宗补中益气汤出入。处方：熟附片（先煎）5克，太子参30克，炙黄芪50克，炙甘草、炒枳壳各15克，春柴胡、秋桔梗、巴戟天、广陈皮、怀山药、土红花、正川芎、益智仁各10克。7剂，如前煎服。

8月27日三诊：腰痛著减，原方再进10剂。后又按原方出入，水泛为丸，每次10克，每日3次，并嘱每日艾灸足三里、气海等穴，连治三月余，腰痛基本全愈，复查B超示下垂之两肾已明显回升。（《中医失误百例分析·内科病证失误分析》）

述评：本案腰痛已确诊为肾下垂所致，正如《灵枢·本脏》所谓"肾下则腰尻痛，不可以俯仰"，结合脉症，当辨为脾肾阳虚，中气下陷，其中吹奏唢呐的高音吃力乃是具有重要辨证意义的见证之一，然前医及首诊所注意的主要是局部症状，未能详询病史，更未能从整体分析，这就难免有欠全面，难能中的；及至二诊，始才跳出局部，立足整体，改从补气升陷、温肾和络为治，药证合拍，遂收著效。案中除腰脊痛甚之外，并无其他瘀血之征，始终治用化瘀之法，乃宗叶桂"久病入络"之说。需要指出的是，《丹溪心法·腰痛》曾明谓腰部"诸痛不可用参，补气则痛愈"，而本案治方又何以一直用参？特别是二诊以降，还同时重用参芪，其原因则在于腰痛若缘由"劳伤虚损而阳不足者，多有气虚之证，何谓参不可用？"（《景岳全书·腰痛辨治》）可见有是证即当用是药。

〔案185〕　张××，男，36岁，已婚。门诊号：40317。初诊日期：1963年12月12日。

患者于1963年11月25日起，阴茎勃起不适，26日则阴茎强硬疼痛非常，是夜通宵不眠，小便短涩频数，呈深黄色，一夜10余次，疼痛难忍，曾经针灸、腰椎麻醉、阴茎海绵体穿刺，术后感染较重；曾服龙胆泻肝汤，不应；又作肾虚用夏子由奇方（治玉茎长硬不萎、精出、捏之则脆痒如针刺，方用补骨脂、家韭子各30克为末，每服 9 克），服后胀痛更甚；又用六味地黄等滋肾，皆不见效。患者阴茎勃起强硬肿大、小便不利、阴囊及少腹胀痛难忍已 18 天，诊得寸尺脉弦滑，两尺沉弱，舌苔淡黄，治法补阴以治阳，兼泻肝火，清利湿热为辅。方药：川草薢、生地黄、熟地（盐水浸）各 30 克，肥知母（盐炒）9 克，黄柏（盐炒）9 克，广木香 3 克，车前子 9 克，泽泻、牛膝各 9 克，败龟板 60 克，寸冬 15 克，茯苓 15 克，甘草梢 9 克。8 剂，日服 1 剂。针灸关元、长强二穴，俱用泻法。

12 月 20 日复诊：服上方至第六剂后，阴茎肿渐消，稍软，能侧卧及坐起，小便已通；八剂后，阴茎见软，可下床步行，寸关脉微弦。依原方龟板减至 30 克，草薢减至 9 克，熟地减至 15 克，黄柏减至 6 克；去生地、知母、车前、泽泻；加山药 15 克，丹参 9 克，丹皮 9 克，乌药 4.5 克，续断 6 克，山萸 9 克。以扶脾凉血散瘀，再进七剂。

12 月 28 日三诊：服上药后，阴茎软下，肿消大半，疼痛明显减轻，寸关脉转缓，黄苔退尽。依上方减黄柏至 3 克，加芍药 9 克，以敛肝清热，去其余邪。

1964 年 1 月 5 日治愈出院，随访至 5 月未再发。（《现代名中医类案选·阳强》）

述评：本案阳强系肾阴大亏，水不涵木，肝火亢盛，兼夹湿热为患，之所以屡屡误治，盖因治不得法，方不扣证，其中所施针药、腰椎麻醉、阴茎海绵穿刺等治法，竟于术后发生感染，非但无效，反增患者不必要的痛苦，实不应该，继而用方或仅泻肝火，或补肾阴，甚或反其道而壮肾阳，这就难免进一步或伤其阴，或助其湿，或添其热，以致其病迁延半月之久而毫无改善，基于上述教训，易医才得以治用大剂滋阴泻肝为主，并佐以清热利湿之品，更配之以泻法针刺，从而最终解除病家难言之苦。

六、其他病证类案选讲

所谓其他病证，乃指难以归入五脏系统的气血津液病证（内含郁证、瘀证、厥证、水肿、汗证、痰饮、消渴、积聚、瘿病、虚劳、内伤发热、麻木及各种出血性病证等）、经络肢体病证（内含痹证、痿证、头痛、隐疹、皮痹等病证）以及各种虫病与癌症等。所涉范围甚广，只能从中选择某些代表性案例讲解之。

（一）常案选讲

〔案 186〕　张路玉治江礼科次媳，春初患发热头痛腹痛，咳逆无痰，十指皆紫黑而痛，或用发表顺气不效，诊之脉来弦数而细，左大于右。曰："此怀抱不舒，肝火郁于脾土而发热；热蒸于肺，故咳；因肺本燥，故无痰；脾受木克，故腹痛；阳气不得发越，故头痛；四肢为诸阳之本，阳气不行，气凝血滞，故十指痛紫；其脉弦者肝也，数者火也，细者火郁于血分也。"遂以加味逍遥散加桂枝，于土中达木，三剂而诸症霍然，十指也不痛紫矣。（《续名医类案·郁证》）

述评：本案郁证的见症，乍看似脾肺同病，细思之，弦数之脉当为肝郁化火之象，由气郁而血滞，由肝火而伐脾刑肺，则诸症无不可以解释之，据此选用加味逍遥散施治，也就理所当然了，其妙尚在于加入一味桂枝，非但可达脾中郁火，更重要的是合方中原有的白芍调营和络，有利于退热、止腹痛、除指痛紫。

〔案 187〕　张××，男，年 20 许。素体无恙，1951 年初夏，突然在睡眠后发生魇梦不醒之证，其病呼吸如常，面色不改，唯呼之不应，触之不觉，体温不如常人，以是邻里咸惊为怪病。就诊时，病人如假死已二三日，先以手触其额，次按胸腹，均感其身热不加，以针强刺唇中及虎口（即水沟及合谷穴），仅见微以眉峰一蹙而已，及诊至尺肤，则发现病人沉冷过肘，足部之冷已超过膝部，并根据其六脉沉迟，唇舌黯淡等见症，确认其病属寒痰厥逆，为拟三生饮方作汤，一服而苏。生川乌3克，生附子3克，天南星4.5克，广木香3克，石菖蒲6克，灯芯3尺，朱砂0.3克。（《现代名中医类案选·厥》）

述评：本案为寒痰逆阻清窍所成厥证，状如假死，肢冷已过肘膝，非峻猛逐痰开窍之剂，已难挽回危急之势，于是放胆迳投大辛燥烈的三生饮加味，始收一服神醒之奇效，可见心小胆大实为救治急症的一大要点。

〔案188〕痰饮阻于胸中，咳而短气，心悸，用四君补气，二陈化痰，桂枝通阳，款冬止咳，加减成方仍不越苓桂术甘之制，若舍仲景而别求良法，是犹废规矩而为方圆也，讵可得哉。桂枝、茯苓、白术、甘草、半夏、陈皮、党参、款冬花。

再诊：用补气化痰，通阳蠲饮，咳而短气俱减，但心仍悸，参以益智。其方为：茯苓、白术、甘草、党参、陈皮、半夏、桂木、款冬花、益智仁、枣仁。（《柳选四家医案·环溪草堂医案》）

述评：本案为痰饮中的支饮之证，虽然所见咳嗽、气短、心悸等均为上焦症状，但病本却源于中焦脾虚停饮，故治用苓桂术甘汤合二陈汤化裁，温运脾阳，化降痰饮，俾脾运健，痰饮去，则诸症自平。

〔案189〕李××，女，20岁。近一年来时感体倦乏力，头昏胸闷，心悸怔忡，烦躁易怒，寐则难眠，食不知味，大便干结，曾经多处诊治罔效。遂于1985年10月15日求治。查阅既往所服中西药物，多按肝气郁结或"神经衰弱"施治。刻下见症如前，舌质红，苔薄白，脉弦细而数。两侧甲状腺呈轻度弥漫性肿大，院外查基础代谢率正常及24小时吸碘[131]率稍偏高。病属青春期弥漫型甲状腺肿，证属气郁痰结。治疗予丹栀逍遥散加减。药用：炒山栀、生白芍各15克，银柴胡、粉丹皮、当归、广郁金、瓜蒌皮、远志、茯神、生白术、生甘草各10克，大黄3克，海藻、昆布各20克。

连服15剂，诸症著减，即改予海藻、昆布、象贝、牡蛎各150克，研末为散，每日冲服10克，药后甲状腺已缩小至正常。（中医杂志1987；12：17）

述评：本案为瘿病中的瘿瘤之证，主要是因青春发育期对碘的利用率增高所致，其临床表现虽与案187殊异，但却均用丹栀逍遥散为主进行治疗，其异病同治的病理基础就在于两者均为肝郁化火，然彼为肝火伐脾刑金，病涉肝脾肺三脏，仅加入一味桂枝疏达平冲，调营和络；此乃肝火煎液，痰涎凝结，病仅限于肝，反而去生姜、薄荷，并加数味软坚化痰之品，两相比较，不揭自明，并提示有形之痰火搏结比无形之肝火散漫难除，个中原委，值得深思。

〔案190〕李士材治陆文学，两足麻木，自服活血之剂不效，改服攻痰之剂又不效，半载后手也麻，左胁下有尺许不知痛痒，曰："此经所谓'着痹'也。"六脉大而无力，气血皆损。用神效黄芪汤加茯苓、白术、当归、地黄，10剂后，有小效，更用十全大补50余剂始安。（《续名医类案·痛痹》）

述评：本案实为麻木而非兼见关节肌肉疼痛的着痹，可见《续名医类案》对本案归类不确，究及本案病机，乃因气血亏虚兼感湿邪为患，以致活血、攻痰之剂均无效，唯有补气益血、温经除湿，始契病机，然欲速则不达，缓图功自著。

〔案191〕 薛立斋治一妇人，肢节作痛，不能转侧，恶见风寒，自汗盗汗，小便短，虽夏也不去衣，其脉浮紧，此风寒客于太阳经，用甘草附子汤一剂而瘥。（《续名医类案·痛痹》）

述评：本案痹证为表里阳虚之体兼受风湿之邪为患，即《金匮要略·痉湿暍病脉证治》中的甘草附子汤证，实为痹证的初起之候，药证相吻，一剂获愈，然若误治失治，迁延日久，势必导致关节僵硬变形，肌肉萎缩。

〔案192〕 赵××，女，42岁，干部。原有脑震荡病史，每逢阴雨天变或过度劳累，即觉头枕部刺痛，定点不移，按之更甚，痛甚则欲呕，苔脉无特殊，治宜活血祛瘀，理气和络：当归、红花、地龙、天仙藤、鸡血藤、姜竹茹、川牛膝、赤白芍、炒枳实各9克，血竭、三七各3克，川芎6克，5剂。

药服三剂，头痛反趋重；五剂后更剧，以致前来质询，拒绝复诊易方。但10天后却前来复诊，诉停药后头痛逐渐减轻，至第七天，头痛全除，且在日前阴雨天变期间毫无感觉，故又索方续治，遂原方增损，拟酒药一剂。随访至今，已七年未复发。（上海中医药杂志　1982；8：31）

述评：本案头痛的脉症，虽然舌无瘀点，脉不兼涩，但据头痛时的表现，断为血瘀经络，当无疑义。至于药后出现头痛加剧的反跳现象，正是活血之剂发挥祛瘀通络作用的具体反映。切不可被此现象所惑！本案对此反跳反应如能事先交代，即可避免病者之质询也。

〔案193〕 侯××，男，29岁。病历号：53、8、417。

经常头晕沉重，心跳气短，脘腹时痛，大便日行二三次。周身酸软无力，食欲尚好，但食后恶心。曾按"神经官能症"治疗无甚效果，日前经北大附属医院检查大便有绦虫卵。舌苔薄黄，六脉细弦。辨证立法：绦虫为患，吸夺人体营养，日久则脾胃孱弱，化血少源，气血逐渐亏损……当先除虫，再复体功为治。处方：花槟榔30克，南瓜子（打）60克，乌梅肉5克，炒萸连各3克，炒芜荑6克，苦桔梗5克，紫厚朴5克，大腹皮10克，风化硝10克，炒于术10克，炙甘草5克。另雷丸面10克，分二次随药送服。

二诊：药服一剂，今晨腹绞痛，肠鸣漉漉，大便稀，并下一团虫体，用水洗涤，泡入玻璃瓶送来检查，据查为绦虫，头尾计长1.90m。嘱将前方留作备用，下月再检大便，如有虫卵仍取原方，今另开丸方恢复体力。处方：人参健脾丸，每日早晚各服一丸，连服20日。（《施今墨临床经验集·其他疾病》）

述评：本案系绦虫为患，已损及脾胃，耗及化源，故首当驱虫调肠和胃，继而健脾益气，这样即可收到虫去体复之效，所用方药皆为常法，不赘。

（二）变案选讲

〔案194〕 蓄血一证，见于女子者多矣，男子患者甚鲜，某年余（注：余指曹颖甫）诊一红十（字）会某姓男子，少腹胀痛，小便清长，且目不识物。论证确为蓄血，而心窃疑之。乃姑投以桃核承气汤，服后片时，即下黑粪，而病证如故。再投二剂，加重其量，病又依然，心更惊奇。因思此证若非蓄血，服下药三剂，也宜变成坏病；

若果属是证，何以不见小差，此必药轻病重之故也。时门人章次公在侧曰："与抵当丸何如？"余曰："考其证，非轻剂可瘳。"乃决以抵当汤下之，服后黑粪夹宿血齐下；更进一剂，病者即能伏榻静卧，腹胀平，痛也安。知药已中病，仍以前方减轻其量，计虻虫6克，水蛭4.5克，桃仁15克，川军15克；后复减至虻虫、水蛭各1.2克，桃仁、川军各4.5克。由章次公调理而愈。后更询诸病者，盖尝因劳力负重，致血凝而结成蓄血证也。（《经方实验录·抵当汤证其二》）

述评：本案为瘀证中的蓄血证，即血瘀膀胱所成病证，治用抵当汤，本属常理常法也，何以列为变案呢？其原因就在于：曹氏并不拘泥于是证多发于伤寒病初起之时及多见于女性患者的特点，而是紧紧抓住少腹胀痛、小便清长这两种特征性见症而果断地判定之，尤其还通过临床实践总结本证也可因于劳力负重所致。如果不是由常通变，岂能如此，可见变通不限于治法，还应当表现于辨证，这是其一；其二，在前两诊投以桃核承气汤不效的情况下，犹能据证而归咎于病重药轻，当机立断地易为抵当汤，可谓独具慧眼，别具匠心。

〔案195〕 李时珍治一人妻，自腰以下浮肿，面目也肿，喘急欲死，不能伏枕，大便溏滞，小便短少，服药罔效，其脉沉而大。沉主水，大主虚，乃病后冒风所致，是名风水也。用《千金》神秘汤加麻黄，一服喘定十之五；再以胃苓汤吞深师蒿术丸，二日小便长，肿消十之七；调理数日全安。（《续名医类案·肿胀》）

述评：本案水肿脉沉、喘急、不恶风、不发热、似属正水，然因面目也肿，即表也有水气，故可治用发汗利水法，一般可投之以麻黄附子汤，考虑到便溏、脉大及病后冒风发病等情况，遂改用神秘汤加麻黄益气疏表，宣肺利水，查神秘汤为生脉散合二陈汤去麦冬、茯苓，加紫苏、桑皮、桔梗、槟榔、生姜所成，其时方中虽用表散力峻的麻黄、生姜，但在酸敛的五味子及补气的人参配合下，即可散而有度，补而不滞，利水定喘而不伤正，一俟喘缓，即易为疏表健脾利水的胃苓汤合蒿术丸续治之，变通得法，数日告愈。

〔案196〕 薛立斋治一妇人，面目浮肿，月经不通，此水分也。朝用葶苈丸，夕用归脾汤，渐愈，更用人参丸兼服而痊愈。（《续名医类案·肿胀》）

述评：本案为水肿兼经闭之证，然其经闭是因水肿而发，即所谓"水分"也，只需治水而无需通经，考虑到其水肿发生于心脾两虚之体，利水易伤正，扶正则留湿，为求两全，故选择阳气未衰之早晨进葶苈丸以逐水，阴气渐盛的傍晚服归脾汤以益气补血，这比服用攻补兼施之一方更为妥当而效著也。

〔案197〕 张景岳曰："余尝治一衰翁，年逾七旬，陡患伤寒，初起即用温补调理，至十日之外，正气将复，忽尔作战，自旦至晨不能得汗，寒栗危甚，告急于余，余用六味回阳饮，入人参30克，姜、附各9克，使之煎服，下咽少顷，即大汗如浴，时将及午而浸汗不收，身冷如脱，鼻息几无，复以告余，余令以前药复煎与之。"告者曰："先服此药已大汗不堪，今又服此，尚堪再汗乎？"余笑谓曰："此中有神，非尔所知也"。急令再进，遂汗收神复，不旬日而起矣。呜呼！发汗用此而收汗复用此，无怪乎人之疑之也，而不知汗之出与汗之收，皆元气为之枢机耳。人能知阖辟之权，其放与收，有所以主之者，则无惑矣。（《古今医案按·汗》）

述评：本案原为伤寒病欲作战汗而不能得汗之证，经使用六味回阳饮（未用熟地、当归、炙草）温阳益气之后，竟致大汗亡阳欲绝之候，在此危急之际，张氏则巧妙地借用原方的二煎而收得阳回汗止之奇效，此治验堪称医宗三昧也，这就不能不细究之，实际上除了充分地发挥该方的双向调节作用之外，还与使用该方的方法有一定的关系，那就是方中所用姜、附的剂量比之人参相对的偏多，更何况前两者的有效成分又比后者相对地易于煎出，也即头煎药汁中的姜、附含量高而二煎药汁中的人参含量高，可见前后两诊所用的虽为同一方剂，但各药的实际含量却有差异，这或可能是该方收取两种截然相反效果的一个不可忽视的原因。

〔案198〕　张××，男，52岁，干部。

1985年5月20日初诊：自诉近一个月以来，时觉疲乏腰酸，胸闷气短，口臭口黏，渴欲饮水，溲频便秘；血压正常，体态较胖，面色晦滞；查尿糖（卌），心电图ST段压低；舌体胖，质红，苔厚腻而中央灰黑，脉弦滑而微数。辨病为糖尿病。辨证为脾胃湿热，上遏胸阳，下灼肾阴，三焦同病。治从清胃化湿，滋肾宽胸。药予：生石膏18克，淡竹叶、肥知母、川牛膝、淮山药、瓜蒌皮、薤白各10克，苍白术、茵陈、赤苓、泽泻各15克，丹参30克，生大黄（后下）3克，15剂，每日1.5剂，水煎取汁，三次分服，并嘱低糖低脂饮食。

6月3日二诊：自觉神振胸畅，口和溲减，查尿糖（＋），血糖10mmol/L，血脂均接近正常，心电图也基本正常，苔薄白，脉弦缓，原方去薤白、茵陈、土红花，加太子参、山茱萸各10克，并改生石膏为10克，丹参为15克。再予10剂，每日1剂，如前煎服。药后查尿糖（－），血糖与血脂正常，苔脉如前，遂改用麦冬、莲子各10克，煎水送服由首都医院购回的玉锁丹，间而配服降脂方药，虽然偶而反复，但基本上尚属稳定，迄今依然照常工作。（中医临床与保健1992；1：41）

述评：本案为消渴并发胸痹之病，病情颇为复杂，中焦内蕴湿热，上焦阳遏络阻，下焦阴虚津耗，本虚邪实，虚实夹杂，阴阳气血并病，唯有抓住脾胃，兼顾心肾，主以清利，佐以健补，并酌配宣通，标本并治，药随证走，从而使其所有见症均趋改善。

〔案199〕　李士材治于郡守在白下时，每酒后腹痛，渐至坚硬，得食辄痛。得食反痛，实证无疑；脉之浮大而长，脾有大积矣；然两尺按之软，不可峻攻。令服四君子汤七日，投以自制攻积丸9克，但微下；更以12克与服，下积10余次，皆黑而韧者；察其形不倦，又进12克，于是腹大痛，而所下甚多；服四君子汤10日，又进丸药12克，去积三次；又进6克，而积下遂至六七碗许，脉大而虚，按至关部豁如矣，乃以补中益气调补一月痊愈。（《续名医类案·痞》）

述评：本案似痞满而实为积聚一病，其依据就在于：其时非但腹部疼痛，且坚硬有形，考虑到其时得食反痛为邪实，尺脉重按为软示正虚，虚实夹杂，攻补两难，即使施以溶攻补于一方之剂，也恐虚不任攻，故改以先补后攻，交替使用，并视攻后反应而确定攻药的剂量及使用的次数，终使其病不足两月而愈。

〔案200〕　喻嘉言治袁聚东，年20。生痞块卧床数月，进化坚消癖之药，渐至毛瘁肉脱，面鼃发卷，殊无生理。其块自少腹至脐旁分为三歧，皆硬如石，按之痛不可忍，脉只两尺洪盛，余俱微细，谓："初时块必不坚，以峻猛之药攻至真气内乱，转获邪气为害，其实全是空气聚成，非如女子月经凝而不行即成血块之比，观两尺洪盛，明是肾气传于膀胱，误施攻击，其气不运，结为坚块，故按之则愈痛也；虚证也有按之而愈痛者，姑用大补中药一剂以通中下之气，然后用大剂药内收肾气，外散膀胱之气，约三剂可痊愈矣。"先以理中汤加附子1.5克，一剂块减十之三；再用桂附一大剂，肠中气响甚喧，顷之，三块一时顿没；再服一剂，果痊愈。更用补肾药加桂附，多用河车为丸，以善后，取其以胞补胞而助膀胱之化源也。（《续名医类案·痞》）

述评：本案同样非痞而是腹部积聚之病，只因攻伐无度而成脾肾阳虚，气运无力之证，气滞而致硬结，势必如同实证一样地按之痛剧，本案成功之处除施补有序并巧遣河车之外，更重要的是还不囿于拒按为实证之定论，而依然判之为虚证也。倘墨守成规，治从实证，岂能不毙命乎！

〔案201〕　武某，女，31岁。

1987年5月19日初诊：去年初自觉心慌怔忡，烦躁易怒，经常失眠，经某医院做基础代谢与吸碘[131]试验而确诊为甲状腺机能亢进症，曾住院用西药治疗三月余，自觉症状曾一度好转，但每因情绪波动而使之反觉加重。刻诊心悸不宁，烦躁失眠，多食健忘，动辄汗出，月经先期，黄带颇多，两手明显震颤，两侧颈部除弥漫性肿大外，并于右侧可触及梧桐子大小的肿块。治拟化痰泄火，软坚散结。夏枯草、知母、丹皮、酸枣仁各10克，牡蛎15克，象贝、昆布、山慈菇、黄药子各10克。

服药30剂后，自诉颇适，先后又复进50余剂，心悸烦躁、多汗多食等症均已基本消除，手颤不明显，右侧颈部肿块缩至黄豆大小，唯仍觉口干，故原方去知母，加石斛10克，并嘱20剂后，可以原方20倍量，泛蜜为丸，每日3次，每次10克。随访年余，病情稳定无反复，颈部肿块也基本消除。（辽宁中医杂志　1988；10：45）

述评：本案为瘿病中的气瘿之证，据证审因，当属肝郁化火，痰涎凝结为患，案中即循此立法组方而获效的，需要指出的主要有两点：一是方中所用黄药子一药，自《本草纲目》称其功专"凉血降火，消瘿解毒"以来，即被广泛用于治瘿瘤，其中《证治准绳》为气瘿所制藻药散，即由本品和海藻所制成，唯多数文献又都称其有小毒，然我们以其治疗甲亢，非但屡试屡验，而且从未见有任何毒副反应，这或与复方使用有关；二是方中所用含碘量较多的昆布一药，虽能抑制甲状腺素的释放，但不能抑制甲状腺素的合成，以致不少文献认为此品不可长期用于治疗甲亢，可我们长期置于复方中应用却获良好效果，这似可说明中药复方的作用并非单味中药的简单叠加。

〔案202〕　张××，男，51岁。因反复发生腰脊酸痛、尿少、两下肢轻度浮肿及行走无力乃至跌倒，虽经多处诊治而罔效，故于1974年5月14日入院治疗。体态较胖，两眼略突。甲状腺无明显肿大，心率80次/分，律整，未闻及病理性杂音，两下肢轻度浮肿，肌肉未见萎缩，腱反射稍降低；血脂分析及心电图检查正常，血钾明显降低，甲状腺吸碘[131]测定示24小时吸碘率为50%，诊断为甲状腺机能亢进并发周期性麻痹。舌质红，苔薄白，脉弦细。证属肝旺脾虚，气耗痰结。药用：炒山栀、粉丹皮、青陈皮、生白术、太子参、炙黄芪、姜半夏、黄药子、昆布、海藻、川牛膝、晚蚕砂各10克，每日一剂，两次分服，并停其他中西药物。连治月余，诸症消失，血钾稳定于正常范围，吸碘[131]率恢复正常而出院。嗣后，又以昆布、象贝、牡蛎各300克，研末为散，每日3次，每次7.5～10克，计服3个月，迄今未复发（中医杂志　1987；12：17）

述评：本案为气瘿并发痿证之病，临床相对罕见，几无先例可资，然就其见症而言，其病机又不外肝旺、脾虚、痰结三个方面，据此处方也就必涉泻肝火、益脾气、

— 131 —

逐痰结三类药物，结果竟使浮肿、肢软以及低血钾、高吸碘[131]率均得以复常，这种无常法可宗的组方遣药及其作用机理都是值得验证和探索的。

〔案203〕　脾肾两虚，而湿热又甚，虽腰痛梦泄、自汗盗汗，而口腻味甜，大便溏薄，肾阴虚而不充，脾阳困而不振，进求治法，只可先运脾阳。茅术（炒黑）、干姜、熟地、山药、五味、牡蛎、党参、茯神、枣仁、浮麦、红枣。

再诊：温运脾阳，补摄肾阴，仿缪仲醇双补丸法。茅术（制）、炮姜、牡蛎、党参、茯苓、补骨脂、熟地、杜仲、山药、首乌（制）、浮麦、五味子、红枣。

三诊：脾阳稍复，肾阴仍弱，节交夏至，阳盛阴衰之候，大剂养阴以迎一阴来复，兼化湿热以调时令之气。熟地、生地、党参、冬术、茅术（制）、黄柏（盐水炒）、茯神、麦冬、五味、牡蛎、龙骨、杜仲。（《柳选四家医家·环溪草堂医案》）

述评：本案虚劳病为脾阳虚、肾阴亏而兼内温之证，其湿并未化热而只是相火内亢罢了，其治虽谓脾肾双补，实则主要是健脾阳，滋肾阴，并运中湿，尤以建中为核心，机枢利，升降谐，化源足，气血运，内湿易去，肾阴易复，可见案中三诊用方有先有后，秩序井然，特别还利用节气更替时的阴阳两气周期性变化规律用药，可谓变通得法，甚具心机。

〔案204〕　王××，男，11岁。因发热15天，于1959年2月23日住某医院。住院检查摘要：血化验白细胞总数9.15×10^9/L，中性0.75，淋巴0.23，单核0.02，血沉43mm/h……，球蛋白试验、肝功能、血培养、肥达氏反应、嗜异凝集均正常，心电图也大致正常，咽培养有甲种链球菌。初步诊断：①双侧支气管淋巴腺结核，左侧已纤维化；②高热待查。住院后，曾用多种抗生素、退热药以及养阴清热中药，而高热持续月余未见减退。最高体温达42℃，每日下午两度热势上升，至次早则稍降，虽体温在40℃以上，而患儿自觉并不发热，于3月23日请蒲（注：蒲指蒲辅周）老会诊。其脉弦涩，其舌色黯，面无热色，右胁下痛而不移，口不渴，大便自调，小便也利，蒲老默思良久曰："此血瘀发热也。观其体温虽高而自觉反不热，是无表热可知；口不渴，便也不结，是无里热又可知；脉弦涩，胁痛不移而舌质黯，是血瘀发热已可征信。"遂议用活血化瘀之法，方用血府逐瘀汤加减。处方：当归尾4.5克，赤芍药4.5克，干生地9克，川芎4.5克，净桃仁6克，西红花4.5克，川牛膝6克，炒枳壳4.5克，苦桔梗3克，生甘草3克，北柴胡4.5克，制没药4.5克。

连服一周，其中或加生鳖甲、生牡蛎，或加延胡索、血竭，而午后发热略有下降趋势。在此期间，曾作腰椎穿刺，脑脊液压力不高，蛋白（一），细胞数个；X线腹部平片疑为腹腔肿物；钡灌肠未见异常；淋巴活组织病理检查疑为慢性增生性淋巴腺炎。脉仍弦涩，舌质仍黯，精神似稍佳，宜继续以活血化瘀为主。原方再进，并佐以小金丹，早晚各服一丸。

（又）一周后，体温继续有所下降，右胁下痛点也减轻，食纳稍佳，精神益见好转。遂续服原方至4月12日，午后之热已低，胁痛消失，大便曾见黑粪，舌黯稍减而脉细，改为两日一剂，盖因胁痛止而大便下黑粪，此乃瘀血渐去之象，故缓其势而续和之，使瘀尽去而正不伤。至5月5日，热退已二周余，停药也已达一周，体重渐增，舌色红活而不黯，脉象缓和而不弦涩，精神体力均恢复正常，复查血象、血沉也均正常，经泌尿系静脉造影可能符合临床肾痈之诊断。（《蒲辅周医案·儿科治验》）

述评：本案为内伤高热稽留不退，且午后上升，极易误作阴虚发热，然用养阴清热之剂罔效，究其脉症，唯见胁下疼痛不移，舌质黯，脉弦涩，于是治用血府逐瘀汤加减，即便用及一周，效果不甚明显，仍守而续进，连治四周，终获瘀去痛止热退之全功，其认证、用药及胆识不能不令人折服。

〔案205〕　段××，男，38岁，干部。

1960年10月1日初诊，旧有胃溃疡病，并有胃出血史，前20日大便检查匿血阳性，近因过度，加之公出逢大雨受冷，饮葡萄酒一杯后，突然发生吐血不止，精神萎靡，急送某医院检查为胃出血，住院治疗两日，大口吐血仍不止，恐导致胃穿孔，决定立即施行手术，迟则将失去手术机会，而患者家属不同意，半夜后请蒲（注：蒲指蒲辅周）老处一方止血。蒲老曰："吐血已两昼夜，若未穿孔，尚可以服药止之。"询其原因由受寒饮酒致血上溢，未可以凉药止血，宜用《金匮要略》侧柏叶汤温通胃阳，消瘀止血。处方：侧柏叶9克，炮干姜6克，艾叶6克，浓煎取汁，兑童便60ml，频频服之。

次晨往诊，吐血渐止，脉沉细涩，舌质淡，无苔，原方再进，加西洋参12克益气摄血，三七（研末吞）6克止血消瘀，频频服之。

次日复诊：血止神安欲寐，知饥思食，并转矢气，脉两寸微，关尺沉弱，舌质淡无苔，此乃气弱血虚之象，但在大失血之后，脉证相符为吉，治宜温运脾阳，并养荣血，佐以消瘀，主以理中汤加归、芍补血，佐以三七消瘀，服后微有头晕耳鸣，脉细数，此为虚热上冲所致，于前方内加入地骨皮6克，藕节9克，浓煎取汁，仍兑童便60ml续服。

再诊：诸症悉平，脉也缓和，纳谷增加，但转矢气而无大便，继宜益气补血、养阴润燥兼消瘀之剂。处方：白人参9克，柏子仁6克，肉苁蓉12克，火麻仁2克（打），甜当归6克，藕节15克，新会皮3克，山楂肉3克，浓煎取汁，清阿胶（烊化）12克和童便60ml内入，分四次温服。服后宿粪渐下，食眠俱佳，大便检查匿血阴性，嘱其停药，以饮食调养，逐渐恢复健康。（《蒲辅周医案·内科治验》）

述评：本案吐血乃从常理常法所诊，然病势危急，子夜索方，未见舌脉，竟断证如神，且仅予侧柏叶汤原方四药（以童便代马通汁），即收止血之效，获效后旋即随症加味乃至易方，将清·唐宗海诊治血证所倡导的止血、消瘀、宁血、补血四法用至出神入化，至精至微，不能不使一见出血便遣诸多炭剂者面壁而思。

〔案206〕　李某，女50岁。

1987年5月14日初诊：自1976年以来右膝关节肿胀酸痛，屈伸不利，反复发作，叠经治疗，效果不佳，延至去年8月症状更趋加重，难以行走，遂经某医院诊断为"类风湿性关节炎"、"右膝关节腔积液"，并先后分投温补及清热养阴之剂，非但前述诸症不减，反增口腔、咽喉及下阴干燥之症。刻诊舌红苔薄，脉濡滑。脉症合参，当属寒湿内蕴，血瘀化热，津液灼伤，难以敷布，寒热夹杂，虚实交错，姑暂拟温经逐湿，益阴泄火之剂治之。蜜炙川乌、草乌各2克，川桂枝5克，赤白芍各10克，威灵仙10克，豨莶草15克，川牛膝10克，广三七（冲服）5克，葶苈子5克，宣木瓜15克，丹皮、生地、知母、淡竹叶各10克，粉干葛15克。

药进三剂，上述诸症即趋减轻；服至15剂后，痒及右膝关节肿痛均消失；后又连

服原方 20 余剂,追访年余无反复。(辽宁中医杂志 1988;10:45)

述评:本案热痹所感寒湿之邪不仅依然滞留筋脉关节,而且渐次化热伤津耗阴,以致关节肿痛,口腔、咽喉、下阴干痒难忍,病机复杂,治疗棘手,每多顾此失彼,除采用《金匮要略》专为热痹所出的桂枝芍药知母汤为基本方外,并配用诸多温经通络、祛风利水、清热生津之品,杂而不乱,其中热药轻用,凉药重投,重点突出,配伍有序,从而收到桴鼓之效。

〔案 207〕 包××,男 48 岁,农民。自 1978 年入冬以来,每逢劳累过度,即觉头枕闷痛,头昏头胀,胸宇痞塞,心悸怔忡,溱溱汗出,时欲泛恶,静卧则缓,原为一二月一发,后因农事繁重,发作趋频,1979 年 7 月 24 日再次发作,遂由家人扶来就诊。体形较胖,神疲懒言,舌质淡红,苔白厚腻,脉象细迟(心率 48 次/分)。辨证为湿浊中阻,清阳不升,浊阴不降,抑遏胸阳,姑拟健脾化湿,泄浊通阳治之,以观后效。处方:苍白术、佩兰叶、全瓜蒌、薤白头、赤白芍、红花、丝瓜络各 9 克,茵陈、生山楂各 12 克,桂枝 5 克,檀香(后下)3 克。3 剂。

药后头痛见缓,胸宇渐舒,脉已转缓,仍予原方续治,并嘱抽暇去县城查血脂、心电图及眼底。上方前后连进 16 剂,自觉症状若失。一月后经检查而确诊为冠心病。(上海中医药杂志 1982;8:31)

述评:本案头痛的表现特殊,每因劳累而发作,发则头枕闷痛,胸宇痞塞,出汗泛恶,静卧趋缓,结合体胖、苔腻、脉迟,遂认为此头痛实不过是胸痹病的一个突出症状而已,故施治侧重于化湿通阳,一旦湿浊得化,胸阳布达,则头痛除,诸症平。

〔案 208〕 刘××,男,65 岁,农民。年事已高,津乏肠燥,大便艰难,乃至数日一解,凡便秘三日以上,即觉头痛头昏。诊见舌红苔薄,脉沉细而弦。以《世医得效方》五仁丸合《景岳全书》济川煎治之。大便既通,头痛则止。另嘱每日以肉苁蓉 15 克煎水代茶,此后便秘明显好转,头痛未再发作。随访年余,无反复。(上海中医药杂志 1982;8:31)

述评:本案头痛每因便秘所诱发,其病机在于津乏肠燥,腑气内滞,升降失司,清窍不宁,可见肠腑一旦润通,清窍自安,头痛也就不再发作,诊治的关键就是揭示便秘与头痛间的上述因果关系。

(三) 误案选讲

〔案 209〕 包××,女,20 岁,工人。

1985 年 10 月 24 日初诊:患者一年前因高考落第而情志怫郁,烦躁易怒,夜寐不安,曾延余(注:余指张笑平)诊治而愈,但此后每因情绪波动而有所反复,时欲太息,食纳欠馨,逐趋消瘦,近三天来自觉视物模糊,眼前似有飞蝇,入夜更甚,头昏头痛,口干欲饮,心悸不宁,腰酸膝软,乏力短气,大便稍硬,夜尿偏多,唯纳食反可,舌质红,苔薄欠津,脉细弦微数。思其素有肝郁病史而肝开窍于目,结合四诊所见,故辨其证为肝郁化火,暗耗精血,目失所养,反受火炎。治拟疏肝泄火,补血养目,方仿丹栀逍遥散合杞菊地黄丸化裁。处方:炒山栀、粉丹皮、醋柴胡、广郁金、全当归、生熟地、山茱萸、甘枸杞、怀牛膝、杭菊花、草决明各 10 克,炙黄芪 30 克,生大黄(后下)3 克。10 剂,每日 1 剂,水煎取汁,早晚分服。

11月5日二诊：大便通畅，头昏头痛、心悸不宁也均有所好转，唯口干乏力依然，更添口苦口臭表现，视力却进一步降低，不敢单独行走，需赖父母陪伴前去复诊，本人和其父母都感到十分焦虑。苔脉如前，瞳仁灰暗，遂请眼科检查眼底为视网膜微血管呈尿病性异常改变。查尿糖（＋＋），血糖 11.7mmol/L，遂断其病为中、下两消，析其病机为气阴两虚，胃蕴燥热，精失所藏，目失所养。治拟益气养阴，清胃润肠。处方：肥知母、淡竹叶、生甘草、干生地、润元参、怀牛膝、苍白术各 10 克，炙黄芪 20 克，全当归、杭菊花、生石膏（先煎）各 15 克，生大黄（后下）2 克。10 剂，如前煎服，并冲服明目地黄丸，9 克/次，3 次/日，另嘱少进糖与淀粉食物，忌食香燥滋腻之品。

11月15日三诊：视力大有好转，口中已和，复查尿糖（＋），血糖 9.4mmol/L，苔转润，脉转缓，除续服明目地黄丸外，并予原方去淡竹叶，改生石膏为 10 克，加莲蕊 10 克。10 剂，仍如前法煎服。

12月6日四诊：诸症已基本消除，复查尿糖（－），血糖 7.4mmol/L，舌苔如前，脉细缓有力，停服明目地黄丸，仍守原方加减，又治 3 月余，病情稳定，改服自首都医院购回的玉锁丹半年余。追访至今无反复。（《中医失误百例分析·内科病证失误分析》）

述评：本案消渴病的三多症状并不明显，反以视力减退为主诉，加上既往又有郁证病史，以致首诊漏诊误治，所遣方药虽无碍于消渴病，但不识病又何以治用针对性之法呢？这就难怪药后视力进一步减退，实则完素《三消论》早说明谓"消渴者，多变聋盲"，然二诊仍只是根据其时所见瞳仁灰暗之提示，才得以查瞳仁、会诊眼底、检测尿糖与血糖，说明临床医师仍需不断地结合病证复习有关文献，幸而及时从实验室检查结果并合脉症而改从消渴病论治，遂使病情渐趋稳定。

〔案 210〕 张路玉治劳俊卿，年高挛废，或用木瓜、独活、防己、威灵仙、豨莶之类半年余，致跬步不能移动；或令服八味丸，也不应。脉之尺中微浮而细，时当九夏，自膝至足皆寒冷如从水中出，知为肾虚，风雨所犯，而成是疾。遂与安肾丸方，终剂能步履，连服二料，绝无痿弱之患矣。（《续名医类案·痿》）

述评：本案痿证乃为年老肾亏之体复感寒湿为患，仅祛风湿或只补肾阳，岂能对证，唯有攻补兼施，缓缓图之，才可能起此沉疴。

〔案 211〕 薛立斋治一男子，面赤作渴，常患小疮作痒，服祛风药遍身发赤瘰；服白花蛇酒更发赤晕；遍行砭刺，又服消风散，发热口渴，饮水不止。谓："肝经血虚而风热也。"用栀子清肝散及地黄丸料煎服，热渴渐止，疮渐结靥；用八珍汤、地黄丸疮靥渐脱；又复月余疮渐愈。（《续名医类案·血风隐疹》）

述评：本案隐疹系为水不涵木，血不养肝，化火生风，每因外风所促发，治不对证，待至薛氏接诊，详审病证，因分步施治，才解病者难忍之苦。

基于中医临床无不以内科为基础，考虑到举其一即可反其三，故而未再选讲其他各科病证类案。

（张笑平　徐国经　夏名霞　张玉才　储全根）

参考书籍索引

1. 方药中，等主编．实用中医内科学．第1版，上海：上海科技出版社．1985.
2. 李培生主编．伤寒论讲义．第1版．上海：上海科技出版社．1985.
3. 孟澍江主编．温病学．第1版．上海：上海科技出版社．1985.
4. 江瓘编，名医类案．第1版（影印本）．北京：人民卫生出版社．1957.
5. 魏之绣编著，续名医类案．第1版（影印本）．北京：人民卫生出版社．1957.
6. 俞震纂辑．古今医案按．第1版，上海：上海科技出版社．1959.
7. 秦伯未编纂，清代名医医案精华．第2版，上海：上海科技出版社．1981.
8. 余瀛鳌、高益民合编．现代名中医类案选．第1版．北京：人民卫生出版社．1983.
9. 何廉臣选编．重印全国名医验案类编．第1版．上海：上海科技出版社．1959.
10. 叶天士著．临证指南医案．第1版．上海：上海科技出版社．1959.
11. 王旭高著，王旭高医案．第1版，上海：上海科技出版社．1965.
12. 尤在泾，等原著．柳宝诒选评．柳选四家医案．第1版．上海：上海科技出版社．1959.
13. 程杏轩著（安徽省卫生厅校订），杏轩医案．第1版．合肥：安徽人民出版社．1959.
14. 叶天士著．未刻本叶氏医案．第1版．上海：上海科技出版社．1963.
15. 张聿青著．张聿青医案，第1版．上海：上海科技出版社．1963.
16. 丁甘仁著．丁甘仁医案．第1版．上海：上海科技出版社．1960.
17. 曹颖甫．经方实验录，第1版．上海：上海科技出版社．1979.
18. 雷丰．时病论，第1版．北京：人民卫生出版社．1964.
19. 高辉远，等整理．蒲辅周医案．第1版．北京：人民卫生出版社．1972.
20. 中医研究院编．蒲辅周医疗经验．第1版．北京：人民卫生出版社．1976.
21. 中医研究院编，岳美中案集．第1版．北京：人民卫生出版社．1978.
22. 祝谌予，等整理，施今墨临床经验集．第1版．北京：人民卫生出版社．1982.
23. 赵海仙著．寿石轩医案．第1版．南京：江苏人民出版社．1965.
24. 上海中医学院附属龙华医院编．黄文东医案．第1版．上海：上海人民出版社．1977.
25. 高德，伤寒论方医案选编．第1版．长沙：湖南科技出版社．1981.
26. 张有俊编著．经方临证集要，第1版．石家庄：河北人民出版社．1983.
27. 上海中医学院编．近代中医流派经验选集．第1版．上海：上海科技出版社．1962.
28. 黄文东主编．著名中医学家的学术经验．第1版．长沙：湖南科技出版社．1981.
29. 张笑平主编．中医失误百例分析．第1版．合肥：安徽科技出版社．1991.
30. 张笑平主编．现代中医各家学说．第1版．北京：中国中医药出版社．1991.
31. 黄煌编著，医案助读．第1版，北京：中国医药科技出版社．1988.